沖ヨガ入門

精神が肉体を
自由にできる

まえがき

いま、インドは後進国から脱出しつつある。計画的な経済政策のもとに、大工場やダム建設が着々と進められている。かつての東洋の神秘の国は、西欧にまけない近代化をおしすすめているのだ。では、インドの神秘は、まったくなくなってしまったのだろうか。

そうではない。すこし、インド奥地にふみこんでみよう。みずみずしい緑の森や、赤茶けた岩がごつごつと露出している山の中で、いまでも、二十世紀の合理主義では考えることのできないことが行なわれている。

土の中で一カ月も冬眠する人間がいると言っても、たぶん、だれも本気にしないだろう。遠くはなれて心と心で話をする術、つまりテレパシーが実在すると言ったところで、「空想科学小説ではあるまいし……。」と、軽く笑いとばされるのがオチである。しかし私はこの目で見たのだ。

昭和二十六年にインドに渡った私は、ふとしたことから、世界最大といわれるヨガの研究所にはいった。ヨガは、五千年前のインドの森に生まれた心身鍛練法である。そこでは、体操や、断食、呼吸法で、真の健康になる方法を、体系的に追求していた。それればかりではない。人間は本来、どれだけの能力を持っていたか。それが文明によって退化してしまったために、どれだけ損をしているかを私に教えてくれた。そして、それらの中に、冬眠したり、テレパシーをあやつる人びとがいたのである。

私は、すっかりヨガの魅力にとりつかれてしまった。それは見せ物的な興味からではなく、現代の生活に役だち得ると確信したからである。そして、人間が百歳まで生きる方法をたずねて歩いたり、二時間も性交をしても、まったく疲労を感じない未開なゴンド族を求めて、森の中をさまよったりした。

いま、アメリカではヨガの大ブームである。それは、ヨガが現代病を直す力を持っているからだ。ヨガは薬を使わない。人間に本来そなわっていた、病気を直す能力を最大限に発揮させる。だから、薬に頼る現代医学ではキメ手の見つからないノイローゼ、不眠症、高血圧、冷え性などが、自然と直ってしまう。アメリカの医学博士ラルフ・カーナウ氏も、「現代の複雑な生活から受けるストレスを解消するために、最良の方法だ。」と絶賛している。

ヨガは、宇宙開発にも一役買っている。アメリカ航空宇宙局の要人が来日したとき、私の友人に、「宇宙飛行士の訓練のために、生理学者や心理学者が、ヨガを分析して、全面的に取りいれている。」という話をしたという。これは、私がその友人から直接聞いた話である。

しかし、日本でのヨガに対する関心や認識は、まだまだの感がある。せいぜい、アクロバットのような体操をしたり、奈良の大仏のように座禅を組んだりすることで、実生活には無縁のものと思っている人が多いにちがいない。私は、ヨガは人類の産んだ最高の英知であると思う。そして、この宝を、一人でも多くの日本人のものにしてほしい――そう思って筆をとった。

昭和三十七年十月五日

沖《おき》正弘《まさひろ》

この本を最初に出版してから、はや十年になろうとしている。その間、多くのかたがたが私のもとを訪れ、私は、現代人がいかに心身ともに深くおかされているかを知った。そこで、この本の一部を新しく書き直して、現代人が悩んでいる病気のヨガによる直し方を詳説した。ヨガによって一日も早く心身ともに健康になっていただければ、著者としてこれに過ぎる幸せはない。

昭和四十六年六月二十五日

著者

目次

二章　ヨーロッパ人の集まるヨガ研究所
――呼吸・体操・食事で真の健康をつくる

六章 百五十二歳の老人をたずねて——どうすれば長生きできるか

七章　ヨガ実践教室――病気を直し、強く美しくなる法

一章　二十世紀に生きる東洋の神秘

――はたして、それは魔術なのか

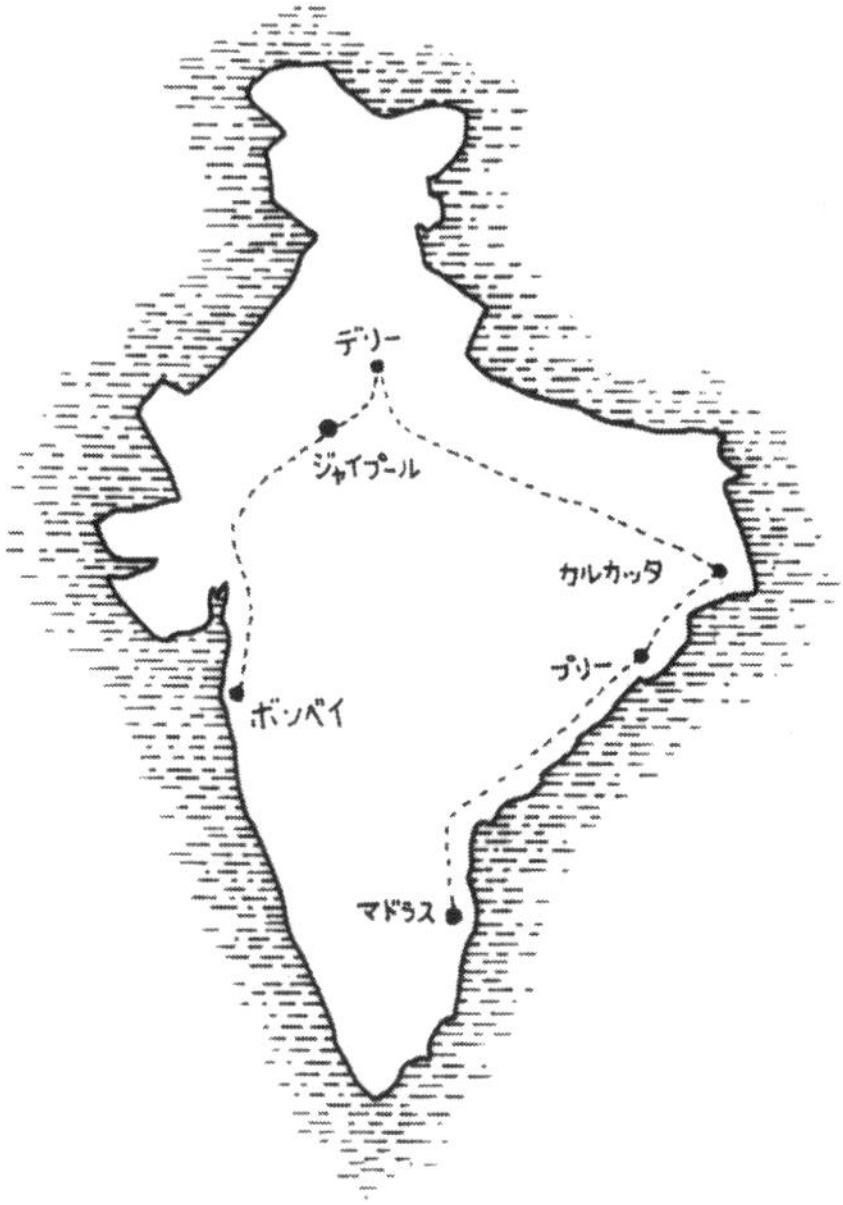

心臓が止まっても生きている人

はじめて聞く「ヨガ」の名

心臓が止まることは死ぬことだと私たちは思っている。みなさんも、心臓を自分で自由に止めて、三十分ばかり死に、また生き返る人があるなどといっても、信じられないだろう。私は信じないどころか、そんなことは考えてもみなかった。ところが、この事実を私は見たのだ。

それは昭和十四年の五月の初めにさかのぼる。所は南インドのマドラス市であった。参謀本部第二課の調査員として教徒問題の調査を担当することになった私は、まずインドにいる回教徒の民情を調査するため、マドラスのインド人ホテルで生活していた。その間、とくに親しくなったのは、でっぷり肥えた四十歳ぐらいの、人のよさそうな医者だった。彼は、インドの風俗習慣や気候など、調査するために必要な具体的なことをいつも話してくれた。

ある日、夕食をご馳走《ちそう》になったのち、コーヒーを飲んでいる時のことであった。ぽつんと私に、「インドにはおもしろいものがいる。心臓を自分で止めてしばらく死に、また生き返ってみせる見せ物《ショウ》だ。明日見物に行かないか。」と誘った。

からかわれているのかと思ったが、医者の言うことなので、もしやという気持もあり、「その見せ物の実演者はどういう人ですか。」と尋ねてみた。彼は「ヨギ」だと答えた。

「ヨギ」——私にははじめての言葉だ。彼の説明によると、ヨギとは、ヨガを専門に研究したり、実行する人のことで、「ヨガ」というのは五千年ぐらいまえに起こった、インドの古い心身訓練法とのことだ。ヨギの中には、長年の訓練によって、ときどき特殊な能力の発達した者がいて、心臓を自由に止めたり動かしたりできる。中には冬眠状態にはいって、一カ月ぐらい生き埋めになり、また生きかえる者さえある。一週間ぐらいまえからマドラス郊外の寺にお祭りがあって、その見せ物の中に心臓を止める実演がある。昨日見て来たが、こういう見せ物はインドでも、そうめったに見られないから、ぜひ見ておいたほうがよい、とのことだった。

心臓を止めるなんて、たぶん上手《じょうず》なトリックだろう。そうは思ったのだが、日本へ帰ってからの話の種になるだろうと、翌日その医者に案内されて見物に出かけた。

寺に近づくにつれて、原色で着かぎった老若男女が数多く往来していた。しかし、外国人は寺にはいれないと彼が言うので、やむをえず塔を石壁の外からだけながめて、すぐ見せ物のあるという広場に向かった。

広場には日本の祭りと同じように、雑然といろいろな物を並べた露店があり、ところどころにテント張りの見せ物小屋があった。木戸番《きどばん》のような男が大声で客を誘っていた。私たちがはいったのは、見せ物小屋の中でもひときわうすぎたないテントで、舞台ではインド舞踊の最中であった。お客は、

四、五十人ぐらい集まっていた。私にはそのおどりよりも、むせかえるようなテントの中の暑さと、インド人独特の体臭が鼻につき、吐き気をもよおすような不快感をおさえることにけんめいだった。

目の前で死んでいくヨギ

休憩のあと、いよいよヨギのショウだと医者が教えてくれた。舞台の上では半袖半ズボン姿の色の黒い男が出てきて、インド語で司会をはじめた。この司会者のだらだらした前口上が終わって現われ出たのは、五十歳ぐらいかと思われるヨギであった。髪を長くのばし、肌の色はあまり黒くない。体には黄色の衣《ころも》一枚を無造作にまきつけていたが、目だけがいきいきと輝いていた。それが無気味なほど印象的であった。

こわれかけた肘かけ椅子が舞台中央にもちだされると、ヨギはゆっくりとそれに腰をおろし、静かに細い両腕を肘かけの上にのばした。なぜ彼はあんなにやせているのだろうか。ヨギはすでに医者を知っていたのか、彼に立ち会ってくれと要請してきた。私も好奇心から医者について舞台に上がった。医者はヨギの右手の脈を押さえ、私に左手の脈をおさえるよう目くばせした。ヨギの脈搏《みゃくはく》は正常だった。

五分ぐらいたって、ヨギは「始めますよ。」と英語で言った。そして椅子にふかぶかと寄りかかった。両眼をとじ、しばらく呼吸をはあーはあーと繰りかえした。やがて力いっぱい息をふーっと吐きすてた。その後、呼吸はだんだんと穏やかになっていった。私たち二人は沈黙したまま脈をおさえつづけ

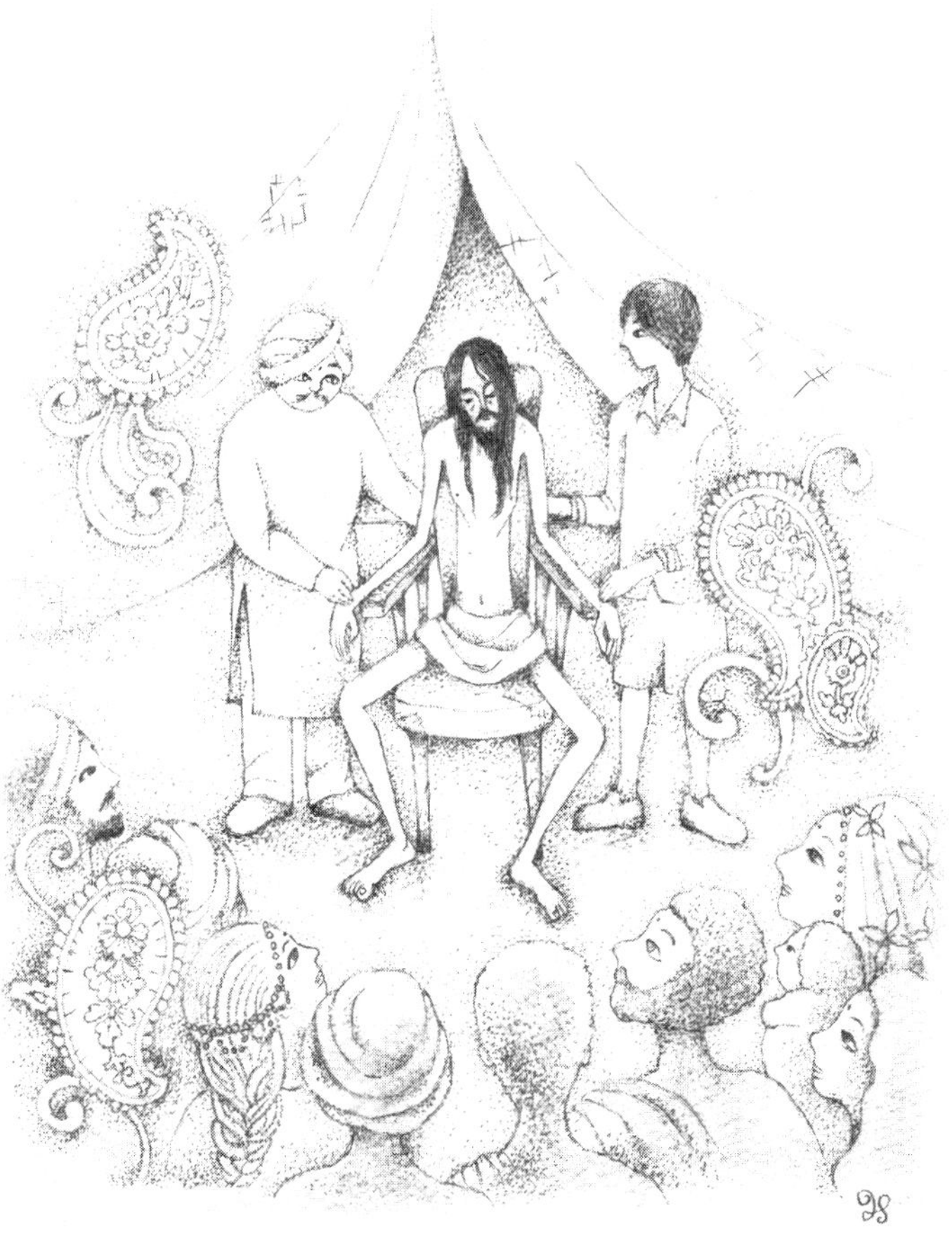

ていた。五、六分ぐらいもたったころだろうか、とつぜんヨギの体がぴくぴくと激しく痙攣《けいれん》をはじめた。それも一分ぐらいつづいただろうか、痙攣は止まってしまった。そのとき、医者が小声でうながしたので、私は急いで脈に注意を集中した。脈搏は前よりもだいぶ弱まり、顔色もいくぶん青ざめてきた。やがて脈搏がときどき止まるようになり、不規則な打ち方になってきた。そして二、三回大きくうったあと、まったく止まってしまった。

ヨギの顔を見ると、死人のように真っ青だ。医者は無言で時計をゆびさした。何分間心臓が止まっているか見ていろ、という合図だ。つぎに、医者は聴診器をとりだして心臓が止まっていることを確かめた。そして聴診器を私に手渡してくれた。私の耳にも心臓はなんの音も伝えてくれなかった。

さきほどまでざわめいていた約五十人ばかりの見物人も、私たちのそぶりやヨギの顔色が死人同様になったことから、何が起こったかを感じたようだ。テントの中は無気味なほど静まりかえって、小屋の外の騒音だけがやたらに耳を打ってきた。

私はじっと時計を見つめていた。二分……三分……五分……ヨギは、手も顔もだらっと力がぬけたようだ。そーっとその手にふれると、もう冷たくなっていた。ほんとうに死んでしまったのではなかろうか。なんともいいようのない不安と気味悪さにおそわれた私は、医者のほうをそっと盗み見た。彼は平気な顔をしている。

ふたたび鼓動は打ちはじめた

テントの中は、青ざめたヨギを中心に、無気味な沈黙が支配していた。ドクターは右手の脈をおさえたままだ。ついに三十分ほどもたってしまった。私はヨギと医者の顔を交互に見くらべていた。

とつぜん医者がヨギの脈をとるように私に合図した。私はこわごわと脈に手を当ててみた。脈はぴくりぴくりと動きはじめたではないか。私は思わず息をこらして脈に注意を集中した。じょじょに一打ち、また一打ちとその脈搏は強まっていき、だんだんと規則的になってきた。私は夢からさめたような感じがして、見物人たちを見まわした。客席にも安堵《あんど》の色がうかび、それはやがてざわめきとなっていった。

私は手をはなしてヨギの顔をじっと見つめた。まだ目はとじたままだ。ヨギは一呼吸、二呼吸と大きな溜息にも似た呼吸をしたかと思うと、皆が凝視している中で、体をぶるぶるとふるわしはじめた。それからぼんやりと目をあけた。テントの一画をじっと力なく見つめたまま、ときどきまばたきをした。顔色はまだ死人のように真っ青であった。

目を開いてから五、六分もたったころ、ヨギは立ちあがろうとしたが、ふらふらとまた椅子の中に倒れこんだ。まだ放心したような状態だった。すると数人の男が舞台裏からでてきて、椅子に掛けたままの彼を楽屋に連れ去った。

ホテルに帰ってからも、私はどうしても納得がいかなかったので、ベッドに寝ころんだまま、いくども自分自身にその疑問をぶっつけてみた。

――今日見た光景は事実なのだろうか。たしかに心臓はとまった。顔も死人のようであった。もし事実だとすれば、どうしてそれができるのだろうか。――しかし、われわれ二人を含めて、見物人全部が上手な催眠術にかかったのではなかろうか。もしトリックとすると、どんなトリックなのだろうか。

それ以来、私はヨガというものに関心を持ちはじめた。仕事の合い間をみては、ヨガに関する本を読んだりして、このトリックを解明しようと思った。そして、せっかくインドにいるのだから、もう一度、ヨガの実演を見たいものだと、あちこちひまをみつけては捜しあるいたのだが、なかなかお目にかからなかった。

七月のなかばごろ、私は新しい任地として、マドラスからカルカッタへ転勤を命じられ、汽車で出発した。途中、車掌と親しくなり、プリーという町で年に一回のお祭りがあるから、途中下車をして見物したらどうかとすすめられた。私は、それほどいそいでいなかったので、お祭り見物をすることにした。

そして、そこで私はヨガのショウをもう一度見たのだった。以前にもまして、それは、信じられない見せ物であった。

まいた種が二十分で木になる術

十センチのクギの上にねる男

寺を中心として広場があった。そこでは、群衆が、まるでアブのようにぶんぶんうなっていた。広場には、大小のテントが張ってあり、動物の曲芸、サーカス、手品、インド舞踊などが人気を呼んでいた。ヨギのショウは、その中の一画で行なわれていた。

最初にのぞいたテントの中では、やせた皺《しわ》だらけの老ヨギが、十センチぐらいの先のとがった釘を何十本と打ちつけた板の上に、すっぱだかで寝ていた。ゆったりと目をつぶり、微動もしないところを見ると、ほんとうに眠っているのかもしれなかった。そのそばに、黄色の衣をまとった若いちょんまげ姿のヨギが、刃を上にむけた刀を五本、板の上に渡して、その上で座禅をしていた。かりに切れないとしても、痛くないのだろうか。

つぎにのぞいたテントの中では、ふとったヨギとまだ童顔のヨギがさかだちをしていた。なんでも、この姿勢を毎日十四、五時間もつづけているのだそうで、ときどき見物人が食べ物を渡すと、その姿勢のままで食べていた。

それらのヨギたちは申し合わせたように垢《あか》にまみれた貧相なようすをしていた。それでも見物人はこれらの人たちを特殊な能力者として敬っているらしい。合掌《がっしょう》しては行者のまえにお金や食べ物を置いていた。

胃の中に手がある人間

おりから起こった拍手にひかれて、三番目の大きなテントの方に行ってみた。そこには五十歳ぐらいの坊主頭の男が、口からあわを飛ばしながら、何ごとかをまくし立てていた。

男は、箱の中から赤、青、黄などの、色の違ったビー玉を五つ取り出して並べた。見物人の一人がその中の赤色のものをゆびさした。すると彼は、五つのビー玉をつぎつぎのみこんでしまった。そして手を後ろに組んで天を向き、肩を上下に動かしはじめた。やがて顎《あご》を突き出して、吐くような格好をし、「オー」と声を出して、ひょいと一個を吐き出した。まがいもなく、それは赤色だった。彼はそれをゆびでつまんで、得意げに見物人に示していた。観衆の拍手につれて、彼は残りの四個を全部吐き出した。人びとは金を投げ出した。

アンコールというわけで、彼は大型の古びた懐中時計を箱の中からとりだした。それを見せ終わると、さきほどのビー玉のようにのみこみはじめた。しかし、ビー玉ほど簡単にはのみこめないようだ。途中でつかえ、のどが少しふくれているように見えた。やっと飲み終わって、彼は何かどなりはじめた。すると二、三人の見物人が彼のそばにより、胃のあたりに耳をあててうなずいた。中で時計の音がしているというのだろう。

私も汗臭い彼の体のことなど忘れて、その下腹から胃の方にかけて、耳をあててみた。なるほど、胃のところでちくたくと鳴っている。背中にまわって耳を当ててみたが、やはり音がする。

つぎに彼は机の上の小さい鎖をつまんで、さっとのみこんだ。そして、くねくねと体をよじりはじめた。とつぜん口をもぐもぐしたかと思うと、ぺっと口から時計を吐きだした。ああ、なんと時計には鎖がついているではないか。

四番目のテントには黄色いサリーを着た、四十歳ぐらいのふとった女ヨギが、顔を上にむけたまま椅子に腰かけていた。両手を後ろについていたが、口からは棒がつき出ていた。

見物人が少しふえたころ、女は上を向いたまま、両手で少しずつ、口から棒を引き出しはじめた。と、棒の先に金属が見えてきた。女は息をころして、ゆっくりと、それを引き抜いていく。刀だ！　私はひやっとして、血の気がひくのを感じた。女はなおも、ゆっくり、ゆっくりと抜いていく。ついに抜き終わった刀は、刃わたりが三十センチほどあった。

私はまったく気持わるくなってしまい、テントの外へ出た。テントの外では、砂ぼこりと人いきれでむんむんする中で、板ぎれを首からぶらさげて歩いているヨギに出会った。板ぎれをよく見ると、「私は一九三〇年から唖《おし》の修行をしているから、筆談で話しかけてください。」と英語で書いてあった。

なぜ、こんなことをするのかと近くの男にたずねると、かくれた才能をみがく手段として、めくら、おし、つんぼのまねをする連中の一人だとのことであった。

ズボンをぬがされる

世にもふしぎなショウであった。しかし、暑さですっかりグロッキーになった私は、広場の人ごみの中を帰途につこうとした。すると、私の肩をたたく青年がいた。彼は、インドなまりの英語で私の耳にささやいた。

「いま、あなたが見たヨガは、ちっとも神秘ではなく、サーカスにすぎない。もし三十ルピー出せば、ほんとうのものを見せる。まいた種が二十分で木になり、それに実がなる神秘だ。」

私は、これはめったに見られないことだと思い、その青年に十ルピー（今の金にして七百五十円）を渡し、あとにしたがって行った。十分ほど歩くと寺があった。

寺は古色蒼然《そうぜん》とした三メートルぐらいの高さの塀《へい》に囲まれていた。その青年にしたがって入口からはいって行くと、一人の大男に肩をつかまえられた。大男は私のベルトをとらえて、それをはずせと言う。インドでは牛が神聖視されているので、革製品を身につけて寺院にはいることは許されないのである。

しかたがないので、入口まで引きかえしてズボンをぬぎ、パンツ一つになった。その上にワイシャツをたらして歩き始めた。塀の内側にはまた塀があり、そのまた中に直径五十メートルぐらいの澄みきった池があった。その真ん中に祠《ほこら》が見えた。青年が「あれが水神です。」と教えてくれた。人びとは三々五々その池で水浴をしたり、水神の方をむいて合掌したりしていた。

しばらくして、青年がどこからか一人のインド人をつれてきた。彼は私の方を向いて、流暢《りゅうちょう》な英語で話しかけてきた。彼は、このショウの幹事役らしく、夕方になって涼しくなってから見せ物《ショウ》をはじめるから、それまで昼寝でもして待つように言った。私は木陰でごろりとなって、今日見たいろいろな魔術を思い出しては、今度こそ、そのトリックを見破ってやろうと心にきめて、待ちかまえていた。

見ている間に木が生えた

二時間ほど待っただろうか。池のほとりに、人がぞろぞろと集まってきた。約三十名ぐらいも集まったころ、私たちは、さっきの男に案内されて、寺院の裏庭にはいった。あたりに人影は見あたらない。みんな大きな菩提樹《ぼだいじゅ》を中心にしてまるくすわった。中にはお祈りをはじめるものもあった。私は少し後方に、だまってすわっていた。外国人は私だけであった。

しばらくして、白い髪とひげをながながとのばした、いかにもヨギふうの老人が、助手らしい若者四人をしたがえて現われた。助手たちは木陰にゴザを敷いた。集まっている者の多くはヨギに合掌した。ヨギはゴザの上で座禅を始めた。助手たちは祈りの言葉を唱え始めた。

長い長い唱和だった。それは真夏の森でアブラゼミが鳴いているようにきこえた。三十分もたったころであろうか。ヨギが目を開いた。助手は全員立ち上がり、その中の一人が麻袋をヨギに手渡した。私は息をこらして凝視した。ヨギは袋から小さい物をとり出して左の掌《てのひら》にのせた。それが木になる種らしい。

ヨギも唱和を始めた。十分もたったであろうか。ヨギがそーっとその種を地上においた。助手の一人が静かに土をかけ始めた。唱和はいぜんとしてつづけられている。

もう一人の助手がヨギに如雨露《じょうろ》を渡した。ヨギは少し水をかけてはやめ、少しかけてはまたやめた。つぎに、また一人の助手が黄色の布を渡した。ヨギはそれを種の上にかけた。一メートル四方の布であった。

ヨギはまた合掌して、祈りの言葉を唱え始めた。静かな重みのある声だ。とつぜん、ヨギが布をめくった。地上に緑色の物が見えた。錯覚ではないかと、何度も目をこすってみたが、やはり緑色の物が見える。それも草の芽らしい形だ。ヨギはまた水をかけ始めた。こうして水をかけ、布をかぶせ、また水をかけ、布をかぶせ、それを繰りかえすうちに、芽は五センチ、十センチと大きくなっていった。集まった人たちはそれを見るたびに熱狂的な叫び声を出した。

私もだんだん酔心地《よいごこち》になり、茫然《ぼうぜん》と眺めていた。時間も何も忘れてしまった。あれよあれよと思っているあいだに、一メートルぐらいの高さのマンゴーの木になってしまった。ヨギはじっとしている。いそがしそうに立ちまわっているのは、助手たちだけだ。種をまいてから、約二十分間の出来事だ。

私は、すでにトリックを見破ってやろうという気持を忘れてしまっていた。

イラン行きの暗号指令

帰り道で、私はすっかり考えこんでいた。だまされたのか。しかし、たしかに見たではないか。私は正気だった。何度も目をこすったり、ほおをつねってみたのだから。では、いまのはほんとうのことなのか？　しかし、生物学的に見ても、あり得ないことだ。それなら、いまのはなんだろう？——おそくなったのでホテルを捜した。外気をさえぎったためか、少々涼しさの感じられる部屋でごろりと横になると、その日の出来事を、もう一度思い浮かべてみた。

見せ物にはトリックが多いが、本物もあるらしい。刀をのんでいたのや、刃の上に寝ていたのはほんものらしいが、どうして切れないのか納得できない。胃の中で鎖を時計につないだのや、ビー玉選びは、どうみてもトリックとしか見えない。ただ、私にはそのたねあかしができないだけなのだ。とにかく、手品としてはうまいものだ。ただ、マンゴーの木の魔術だけは、うそともほんとともわからなかった。

それにしても、ヨガとはいったいなんだ。奇妙なことばかりするではないか。彼らはえらいのか。乞食《こじき》か。だがあれまで練習したとはすごい。それとも、私はまだ、どこかでごまかされていることに気づかずにいるのかもしれない。

その後、私はカルカッタを基点として、西の方デリーに向かい、各地の回教徒の実情を調べたり、独立運動の推進者に会ったりする仕事に専念した。しかし、その間にも、ヨガについてのさまざまな疑念や関心が、ときどき心の片すみから顔を出した。そのため、機会があるごとにインド人をつかまえては、ヨギやヨガについての質問を発した。

だがヨガについて具体的に知っている者にも会えなければ、ヨギにも出くわさなかった。一方、私の本来の目的である調査の仕事は、着々と実績をあげていった。インドに来てから約五カ月のあいだに、おもな回教徒地区を一巡した。そしてデリーに着くと、そこに「イランに行け。」という、暗号電文が待っていたのである。

「これで、インドやヨガともお別れか。」

そんな軽い気持の中にも、なにかなごり惜しいものがあった。とりわけ、とうとうその秘密を解きあかすことができなかった、ふしぎなヨガに――。ところが、この指令が、ヨガとの第三回目のめぐりあいのチャンスになったのである。

財布の中身をぴたりとあてる老人

ふしぎな町のふしぎな老人

私は、ペルシャ湾航路の船に乗ろうと思い、ボンベイに出航日を問い合わせてみると、まだ半月あとだと言う。ありきたりの市内見物はうんざりだし、別に目的もないので、ホテルでぶらぶらしていた。そして、ひょっと、デリーとボンベイのあいだに、古都ジャイプールがあることを思い出したのだ。私は、デリーからアグラに出て夜行に乗り、十月十一日の朝、ジャイプールに着いた。

ジャイプールはふしぎな町である。町全体が、ピンクといってよい。というのは、このあたりで出る石が、全部桃色だからだ。町の中央部近くに、三角形の高い建物が見えた。すれちがった老人に尋ねたら、むかしの天文台だと答えた。近づいてみると、色とりどりのサリーを着た人びとが無言で往来していた。天文台といっても一つだけではなく、二百メートル平方ぐらいの広場に、大小さまざまな建造物が、三十も立っていた。その形が、また奇妙だ。球形、円形、三角形など、わけのわからない近代彫刻みたいである。日時計以外は使用目的の想像もつかなかった。すべて五百年ぐらいむかしのものとかで、古色蒼然としたレンガづくりのものが多かった。

私は近くにいた一人のインド人紳士に説明をもとめてみたが、彼の答えでは、現代インド人にも、なんの目的でこの建造物が造られたのか、それがわかる人はいないとのことであった。

ここは、インドでもいちばん暑いところだ。五月には、四十三度をこえることが多い。十月といっても、まだまだ暑かった。広場から外に出た私は、のどの渇きをおぼえたので、近くの小さな茶店にはいり、ぼんやり町を眺めながら、ミルクのたっぷりはいったインド紅茶をゆっくりとすすっていた。するとだれかが私を呼んでいる気がする。「まさかこんなところに、私を知っている人間がいるはずはない。」と思って、また外をながめていたが、どうもそのけはいがするので何気なく顔をむけた。むこうのテーブルにすわっている、でっぷりふとって頭のはげ上がった老人が、声をかけたらしい。有名なインド人のおせっかいにつかまっては迷惑だと、知らん顔をしていると、また声をかけてくる。「きみの知らないことを、ちょっとばかり教えてやろうと思っているだけだ。ここまでおいで。」という英語に、私は、商売がら、「ただ者じゃないぞ。」という面《つら》がまえで相手を見た。

だが、そのじいさんはいっこう平気で、「きみは自分のことを知られたくないらしいね。おあいにくさまだが、当ててあげよう。きみはシンガポールとマドラスをへてここにきたね。イランかアフガニスタンに行くのだろう。」と言ってにやっと笑う。

私はまったくぎくっとしたが、内心の動揺を押しころして、この老人の顔をしげしげと眺めた。私から何かを嗅《か》ぎ出そうとしているようにみえるこのじいさんは、いったい何者だろうか。気味の悪いやつだ。首をかしげていると、「きみの財布の中身を当ててみよう。二百ポンドと、インド貨幣で、八十ルピーはいっているね。」と言う。

　まさにそのとおりだ。だが、どこで私の財布をあけたのだろう。汽車の中で会ったこともないのに……。また、じいさんが口を開く。「当たったのがふしぎかね。もう少し当ててみようか。」からかうような口調に、私は思わず腹をたてた。

「それより、いったいあなたはだれです。どうしてぼくのことがわかるのですか。どこでぼくの財布をあけてみたのですか。」というと、老人はからからと笑って、「私はヨギだ。ヨギには、見えないものでも見る透視術ができるのだ。だれがきみの財布などあけてみるものか。第一、今はじめてここで会ったばかりだぜ。」と言った。私は、中を見ないで当てることなどできっこないと考え、さらにくいさがった。「そんなこと言っても、だまされませんよ。見えないものが見えるなんて、インチキにきまっている。」すると老人は、「そうせっかちにものごとを判断するものじゃない。すこしヨガを研究してみれば、きみにもわかるはずだ。きみはどうせ泊まるところがないのだろう。私はこの古いヨガ塾《じゅく》（アシュラム）に泊まっているから、いっしょに来ないか。」と誘った。

　私は、その老人の気さくな態度に安心し、インドでの記念にもなることだと考えたので、ついて行くことにきめた。

はじめて見るヨガ塾

私の着いたその塾は、ジャイプールの町から五キロぐらい離れた森の中にあった。古めかしい二階だてのレンガづくりの家である。塾というと、寺小屋とか、柔道や剣道の道場のようなものを読者は想像なさるかもしれないが、それは日本の塾とはまったく異なっている。塾生は約三十名ぐらいで、少年から老年までいた。私はこのような偶然の縁で、はからずもはじめてヨギの生活にふれるチャンスを持ったのである。

早朝四時ごろだったろうか、とつぜん大きな声が聞こえてきて目がさめた。部屋の外に出ると、きのうの老人に出くわした。「さあ、一日の修行がはじまったよ。」と言う。あとについて急いで行ってみると、講堂のような大きな部屋に、二十人ぐらいの人が集まって、同じ言葉を繰りかえし、ときどき声をそろえて気合いをかけていた。「ラムラムラムラム　ラマクリシュナ　ラマクリシュナ」と聞こえる。

正面の脇《わき》に座を占めた一人が太鼓をたたき、三人が、小皿を二つ合わせたような金物を両手に持って、太鼓に合わせてちゃりちゃりと鳴らし、全員がその音に合わせて、大声で唱和している。なんのために、何を唱えているのだろうか。

例の老人が、「私もここに加わるから、きみは一人で好きなように見て歩きなさい。ただ、修行のじゃまにならないよう、静かに歩くよう。」と言うので、私は静かにその部屋を出た。まず二階に行ってみる。

ここはみな個室らしく、入口の扉は開かれており、私は廊下を通りながら、一つ一つ部屋の中を見学することができた。みな夜明けの薄明りの中で座禅をしている。中には「オーム、オーム」と唱えている者もいた。二階を見終わって屋上に出ると、微風が森の上を吹きわたってきた。森林の中のこの別天地で、朝の甘い空気を快く吸いながら、おりから昇《のぼ》ってきた朝日をながめていると、この一年にわたる旅の疲れも、いちどに消えていくような気がした。――だれかに肩をたたかれた。はっと振り向くと、いたずらそうな少年ヨギがにやにやしながら立っていて、朝のお茶が始まるからバスをとれと言う。この少年とは英語とインド語のちゃんぽんで話した。

不潔に見えるインド人も、食前にはかならず全身を清める習慣がある。私は彼のあとにしたがって、朝露にぬれた芝草《しばくさ》を踏み分けながら、塾から百メートルばかり離れた川に行った。きれいな水が豊富に流れて、岸辺の草を洗っている。そこにはもう十人ばかりの先客があった。すがすがしい朝の太陽の光を浴びて流れの中で体を清めている。少年は一本の小枝を折ってきて半分を私によこし、残った半分の先を噛みくだいてばらばらにし、歯ブラシの代わりにした。私も彼をまねて歯をみがき、パンツ一枚になって水をかぶり、そのあとで、少年のまねをして、ゴマ油を体にすりこんだ。暑い土地では、皮膚の保護とビタミンAの補給の意味があるらしい。

口からのんだひもを、肛門から出す

塾に帰ろうと二、三十メートルも引きかえしたとき、十人ぐらいのグループが草原にすわりこんでいるのが目についた。「朝のお茶がはじまるよ。」とせかす少年をなだめながら、近づいてみて、まさにぎょっとなった。めいめいが、じつに気味の悪いことをやっているのだ。

その中の一人は、吸い口のついた容器から液体を鼻の穴に流しこみ、口からそれを吐き出している。他の一人は、鼻と口から出したひもを、左右の手で交互に引っぱってしごいている。このひもがのどの奥でつながっているらしいことは、右手のひもを引っぱるとき左手のひもが短くなることでわかった。あんな野蛮なことをして、痛くないのだろうか。少年の説明によると、鼻に流しこんでいる液体は塩水で、鼻の清掃をしているのだそうだ。ひもを通すのも、同様に鼻の中の掃除が目的だそうである。煙突掃除よろしくの清掃作業は、こっけいでもあり、気味悪くも感じられた。

その他の一団は、もっと奇妙なことをしていた。それぞれ自分の前に水のはいった洗面器をおき、それに三センチ幅ぐらいの包帯のようなものを丸めこんでおいて、一方の端からごくごくとのみこんでいるのである。口をもぐもぐさせるかと見るまに、その布がするするとはいっていくのである。布の長さは十二、三メートルもあったろうか。まだだいぶ残っている人もあれば、ほとんどのみこんでしまっている人もあった。それらの人たちは、ときどきのみこむのをやめて立ちあがっては、フラダンスでもするようなぐあいに、腹や腰を前後左右にくねくねと動かしたり、手で腹をもんだりしていた。

なんのためか知らないが、ずいぶんたくさんの布を胃の中へ入れるものだ。私は好奇心に打ち勝つことができず、ぶしつけにもそこにすわりこんで、野次馬の見物をきめこんだ。布をのみこみ終わったらしい一人が、口から三十センチぐらい布を垂らしたまま立ちあがって、少しうつ向きかげんになり、尻に手をあてて足と腰をリズミカルに動かし始めた。しばらくその動作をつづけると、静かに肛門の方に片手をまわしてすわり込んだ。そして他方の手で口から垂らした布を引き始めた。少し引き出すとまたのみこみ、また少し引っぱってはのみこむ。これを何回も繰り返している。

ところで、布の一端が肛門から出ていて、それを手で握っているらしいと気づいたのは、それから十分もたったころだった。少年に「あれは肛門から布が出ているのか。」ときくと、「そうだよ。」と、こともなげに答える。私もおもわずうう−んとうなってしまった。

のんだ硬貨が四十分で出てくる

部屋に帰って寝ころびながら、先ほどの世にも奇妙な光景を回想していたら、先刻の少年がやってきて、老人のところへ行けと言う。老人の部屋にはいると、「さて、お茶を飲もう。私たちは一日一食でよいのだが、きみはそうはいくまい。お茶とビスケットをあげよう。」と、お茶をついでくれた。

私は食事よりも、先刻のフラダンスの光景が頭を占領してしまっているので、さっそく尋ねてみた。「あれはいったいなんですか。手品の練習でもしてるんですか。」このぶしつけな質問に老人は少しも怒らず、「いや、彼らは自分の腹の掃除をしているのだ。あんなところで手品をする必要はないではないか。きみは何度も事実を見せつけられないと承知しないようだから、もう一度よい例を見せてあげよう。」と言って一人のヨギの名を呼んだ。私は、これ以上あんなものを見たら、ますますお茶がまずくなるような気がしたが、ことわるわけにもいかず黙っていた。

部屋にはいってきたのは、三十歳ぐらいの半裸の背の低いヨギであった。彼も他の仲間たちの例にもれず、やせていた。ちょんまげのように髪を頭のてっぺんにくくっているのが、いつもながらユーモラスだ。老人が彼に向かって早口で何かを命じ、それから私に、「きみの財布の中の硬貨を渡しなさい。きみの前でのみこむから、それがどのくらいの時間で肛門から出るかを確かめなさい。」と言った。その男が口をあけて、金を入れろと言うしぐさをしたので、私は一枚の銅貨を取り出して歯でかんで傷をつけた。目印《めじるし》のためだ。そして、男の口の中にその硬貨を入れた。

男は口をもぐもぐさせていたが、しばらくすると腹の筋肉を上下、前後、左右と、いろいろ敏速に動かす運動を始めた。同時に体を前に曲げたり、後ろにそらしたり、腕立て伏せの形で体をねじったり、あお向きに寝て足をあげたり、左右に振ったりする。内臓を動かすためらしい。ときどき休憩をしないと、苦しくて続けられないらしかった。

私は彼を見ながら、老人がこの塾の修行法について話すのを聞いていた。とつぜん、ヨギが何か叫んだ。老人が私に「出るぞ。」と言った。時間は四十分ほどたっていた。男は立ちあがって部屋のすみに行き、セメントの床の上で、排便の姿勢で腹をもみはじめた。やがて、中腰の姿勢から両手で膝を押さえてぎゅっと腹筋を引っこませた。そして肛門に手をあてた。

男が「来い。」と言った。きたないと思う気があるので、ちょっと離れて眺めた。たしかに硬貨は出ていた。しかも便はついていない。硬貨だけが出ているのだ。そばに寄って見ると色は少し黒く変わっているが、私のに間違いはなかった。ちゃんと目印の私の歯型がついていたのだ。においをかいでみたい誘惑にかられたが、これはいちおう遠慮しておいた。

ほっとため息をついて老人を見やると、老人が、「ヨガの訓練は自分の心で自分の心身を自由にする練習だ。だれでも少し練習をつづけていると、こんなことぐらいできるようになる。ただし、見せ物師になるのが目的ではないから、間違えてはいけない。裏山と、むこうの建物へ行ってごらん。驚くようなことをやっているよ。」と言った。

サーカスさながらの苦行

私は、少年にたのんで裏山に案内してもらった。ここでは、午前八時ともなると、もうそうとうな暑さになる。その強烈な日ざしの中を約二十分も登ると、百メートル平方ぐらいの広場があった。そこには、いた、いた。半裸にちょんまげスタイルのヨギたちが三十人近くもいた。

三メートルぐらいの高さの棒杭《ぼうぐい》の上に、片足でじっと立って、かかしのように一点を凝視している男。猿のように片手で枝にぶら下がっている男。木の三叉《みつまた》に足をくくりつけて、さかさづりになっている男。木の枝に綱をわたし、洗濯バサミようのもので背中の筋肉をつまみ上げて、宙づりになっている男。木の枝から垂らした綱を口にくわえてぶら下がっている者もある。みな一様に若い。が、苦痛に顔をゆがめているものが一人もいないのが、かえって凄惨《せいさん》な気迫を感じさせる。まるでサーカスの練習所みたいで、このグロテスクな光景は見るにたえなかった。

少年の「あの丘の上には、もっとおもしろいものがあるんだ。」という言葉について行くと崖《がけ》の上に出た。下をのぞいてみると、四、五十メートルの深さがあった。大きな岩のかげをまわったとたん、私ははっとなった。人間が空中を歩いている――いや、目もくらむ谷の上で、綱渡りをやっているのだ。反対側の壁まで二十メートルほどある。その間を三センチぐらいの間隔をおいて、二本の綱が張ってあり、一人はその上をゆっくりと歩いている。別の男は綱の上でゆうゆうと寝ているように見える。谷底から吹き上げる風で、綱はこきざみにゆれている。私は、睾丸《こうがん》のあたりから、すっと血の引いていくのを感じた。

なんの目的であんなことまでしてみなくてはならないのだろうか。いたずらに苦行したり、身を危険にさらすのがヨガなのだろうか。私は、釈然としないままに部屋にもどった。

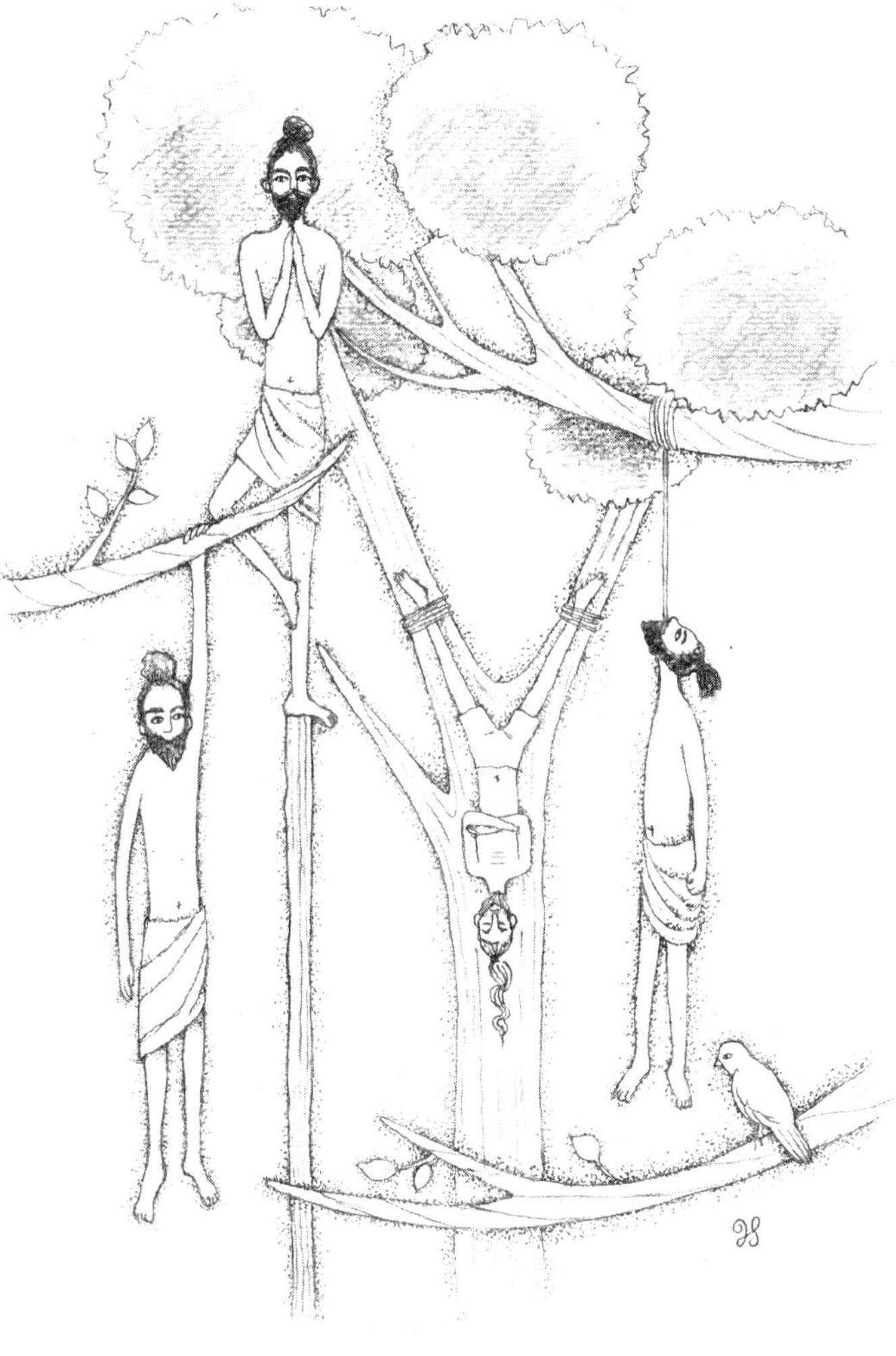

プロレスもおよばない怪力

別の行場《ぎょうじょう》は、裏山の自然を利用したものと違って、塾から十五分ほど歩いたところにあるコの字型の大きな建物だった。中央の空地《あきち》が中庭となって、そこではさかんにたき火がもやされていた。

私は少年について一部屋ずつのぞいて歩いた。二十畳ぐらいの、日本の空手道場のような部屋では、十人ほどが、気合いをかけては、手や額でレンガや棒を割っていた。感覚が鈍いのか、練習の結果か、痛そうな顔つきひとつしないのだ。

一部屋おいたつぎの小部屋では、二人の男がガラスびんを割って敷きつめた上に、静かに横たわっており、一心に本を読んでいた。人の気配にちょっと振り向いたが、その顔には生気がなかった。鉄の皮膚を持っているのでもあるまいのに、痛くないのかなと、しばらく見ていた。

とつぜん大きな気合いがつぎつぎと中庭から聞こえてきた。なんだろうと廊下の窓に走りよって見てみると、燃えさかっているたき火の上を、十人ぐらいの人が大声で呪文を唱えながら、じゅんじゅんに急ぎ足で渡っているのである。たき火の直径は五メートルぐらい。みなはだしだ。渡るまえには、大声で、「エーイッ」と気合いをかけ、じっと異常に緊張したおももちでたき火をみつめ、ふたたび呪文を唱えながら渡っていくのである。さすがにこのヨギたちは真剣な顔つきである。茫然としてみとれていると、少年がうながすので、私はまた建物の中の別室の見学にうつった。

そこでは、万力《まんりき》を使わなければ、とても曲がりそうにない、直径二センチぐらいの鉄棒を、両手だけでぐーっと曲げている者。紙を筒状にまるめたもので、竹を一気に割っている者。柱にひもをくくりつけ、それを口にくわえて引っぱっている者。彼らは、その動作にはいるまえには、一様に目的の物をじーっと瞬《また》きもせず凝視している。そしてとつぜん、気合いもろともに動作を終わっていた。他の物には心が移らないのか、私が見ていることなど、まったく眼中にないようだった。

こうして、全部を見終わったのは、もうお昼近くだった。ふたたびヨガ塾にもどった私は、ボンベイに向けて出発した。出発まぎわ、私は老人に、

「いろいろとありがとうございました。ずいぶんたくさんのものを見せてもらいましたが、まだ私には、ヨガがなんであるか、はっきりしません。また機会があるときに、ゆっくり研究してみたいと思います。」

と、お礼をのべた。老人は、

「きょう、きみが見たものがヨガと思っては困る。あのような苦行は、すべて人間のかくされた能力を開発するためにあるのだから。ヨガは魔術でもなければ、奇術でもない。肉体の自由を得るための手段なのだよ。」

と、親しみをこめて教えてくれた。私は、この老人にふたたび会えることを期待しながら、このヨガ塾をあとにしたのである。

その後、私は、日本でヨガを研究している人に話を聞いたり、自己流でヨガをやってみたりしていた。しかし、ほんとうにヨガに没頭するようになったのは、もっとあとのことであった。

二章　ヨーロッパ人の集まるヨガ研究所

――呼吸・体操・食事で真の健康をつくる

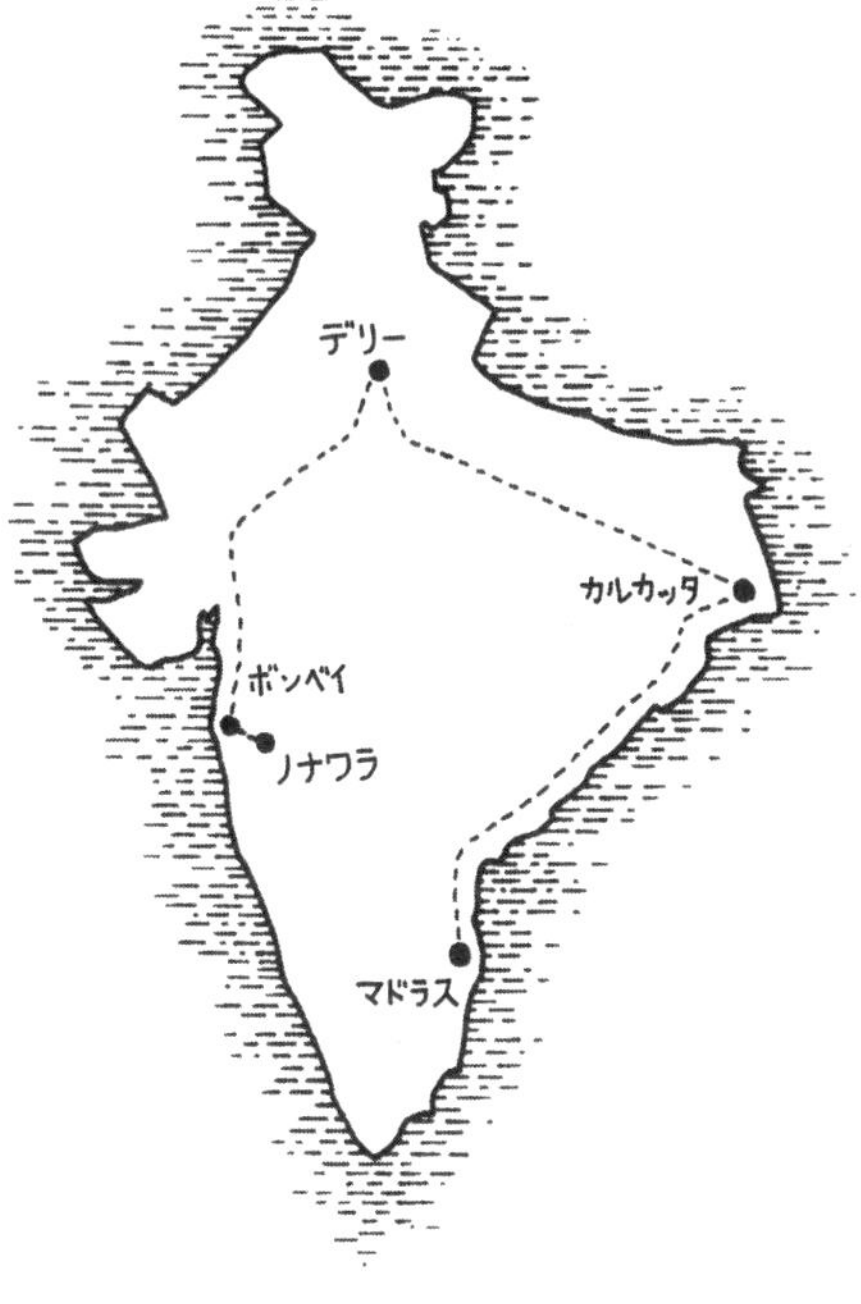

ほんもののヨガと、にせもののヨガ

ヨガにくわしいスイス人

戦後、昭和二十六年二月に、私はユネスコの招聘《しょうへい》で二度目のインドにやってきた。目的は社会事業団に協力するためである。その団体の名称は平和建設国際奉仕団といった。世界各国、約三十カ国から一人または二人ずつ参加していた。その仕事は、インド民衆に自主自立の精神をもたせることが目的なので、作業はインド人に対するPR効果を主とした。しかし、十年近くわずらった結核が、やっと直ったばかりの私にとって、炎天下の作業はじつにつらかった。そのうえ、マラリヤ、下痢、神経痛とつづき、ひどい暑さ負けで衰弱がはなはだしかった。結核が再発するのではないだろうかと、不安の日がつづき、私はすっかりホームシックになってしまい、年末には帰国しようと心にきめていた。へばったのは私だけでなく、他の大半が、軽重はあるが、へばっていた。

その中の一人、スイス人のフランソワ・シェンクだけは、いつもぴんぴんしていた。ほかの欧米人たちは、彼は特殊体質だと語りあっていた。彼はひじょうにやせっぽちで、そのうえ小食《こじょく》だった。私の三分の一も食べなかったろう。徹底した菜食主義者でもあった。私も初めのころは、きっと特殊体質の持ち主だろうぐらいにしか考えていなかったが、共同生活をしている間に、だんだんと単なる特殊体質ではないぞと感じ始めた。

たとえば、作業現場に行く場合に、ときどき後ろむきで歩いていた。休憩時も、いつも一人で座禅みたいなことをしている。水もほとんど飲まなかった。そして思い出したように、さかだちをするので、Mr. Head-standing のあだ名をつけられていた。この変人扱いの彼だけは、一回も病気にならず、疲労も訴えず、ほかの全員がかかったマラリヤにさえならず、いつも元気なのである。

九月にワロラのライ病院建設作業に参加したとき、私と彼が、同一テントに泊まることになった。そのとき、彼の健康の秘訣《ひけつ》が、ヨーロッパでインド人から習ったヨガであることを知らされた。ヨガの名を聞いたとたん、私は、昭和十四年の渡印のときに見た、あのトリックじみた、いろいろなショウのことを思い出した。

「ヨガっていうのは、どうもぼくには納得がいかない。あんなことが、なにになるのかね。」と私は言った。私はヨガだけでなく、この七カ月にわたるインドでの生活の中で、インド人の生活態度、ことにその無気力さに、いやきがさしていたのだ。「だいたい、インド人の考えたヨガなんか、信用できるものか。」そう思っていた私に、彼はあわれむように言った。

「ぼくだって、はじめはそう思ったさ。しかし、ヨガといっても、見せ物用のヨガと、人間の可能性を追求するほんとうのヨガがある。きみの見たヨガは、どうやら見せ物用だ。あれは、ほとんどインチキだよ。まあ、この本を読んでみたまえ。」と、イギリス人オーネスト・ウッド（元マドラス大学教授）

の『ヨガ』という本を示した。その本にはつぎのような一節があった。

〈ヨガがなんであるかは、自分でやってみなければ、わからない。ヨガを行なっている者の中には、ついにその目的を見きわめることができず、転落していく者がいる。金に困ったり、名声を博したいために、身につけた能力を見せ物にする者たちがそれだ。もっとひどいのになると、ヨガとはまったく関係のない手品を、ヨガの名をかりて売っている者さえある。〉

さらにこの本には、これらの見せ物についての解説が、一章設けられてあった。たとえば、心臓を止める見せ物は、もともと呼吸をゆっくりとすることによって、生理現象を思いのままにコントロールするヨガの行法の一つだった。刀の上や、ガラスの破片の上にねるのも、皮膚と筋肉を柔軟にするためのヨガの練習でできるようになったものだそうである。

また、胃の中に手があって、時計に鎖をつないだあの男は、じつは手品師だったのだ。鎖を手に持ったまま、時計だけをのみこんで、時計を吐きだすと同時に、すばやく手先で鎖をつけて見せていたのである。マンゴーの木の奇術も、これと同じだ。いろいろな大きさのマンゴーの木を用意しておいて、布をかけるたびに、だんだんと大きなものにとりかえていく。そのとき、お祈りのような呪文で、見物人全部が集団催眠にかかっているから、まるで、目の前で木が成長しているように見えるのだ。

世界最大のヨガ研究所

読後、「なるほどねえ。どうやらにせものとほんものを混同していたようだな。」とつぶやくと、それまで沈黙していたデリー大学哲学科出身で、私たちと同室のインド青年が、「釈迦《しゃか》もガンジーも、ヨガであそこまで達したのだ。釈迦ムニの『ムニ』は、ヨギという意味なのだ。」と言った。

その翌日、シェンクが、イギリス人ベルナルド博士の本と、インド人ハーベイ博士がニューヨークで出したヨガの本二冊を、読んでみろと貸してくれた。そして、「ぼくは来年の十二月にユネスコの契約が切れるから、半年か一年、ヨガの勉強をしてみるつもりだが、いっしょに行かないか。きみは、べつに契約しているわけではないのだから、奉仕団を離れてもいいんだろう。」と、誘ってくれた。

しかし、そのヨガなるものを文明人に納得させてくれるような場所が、インドにあるものかと、私はあやぶんだ。

「スパルタ式の難行苦行をやらされるのだろう。」と尋ねたら、「いいや、だいじょうぶ。ぼくが行こうと思っているノナワラのヨガ研究所は、きっときみを満足させるはずだ。所長のクワリヤナンダ氏は医者で、ヨガをいちいち科学的に解説している。去年の夏、ぼくが訪問した時には、ドイツの生理学者や、アメリカの医者も来ていたよ。そのほか、民間の欧米人研究者が二十名ばかりいた。ヨーロッパやアメリカでのヨガに対する関心の強さを知ったら、きみだってびっくりするだろう。」と言った。

私は、技術者のシェンクの言うことだし、欧米人も来ていると聞いたので思い直した。「ついでだ。

インドみやげにインド式健康法を見学しておいてもよかろう。自分の体も重労働とインドの暑さに弱っている。それに、結核が再発する可能性がある。万一、ヨガでシェンクのように完全な健康体になれたら、こんないい話はない。どういうつもりで、欧米人がヨガを習いに来ているかを見るのも、おもしろい。」と好奇心と欲目が半々で、同行する決心をした。

昭和二十七年十二月十四日の夕方、ようやく契約が切れたシェンクと二人で、パキスタンのカラチを出発し、ノナワラにあるヨガ研究所に向かった。ユネスコ奉仕団は、インドからパキスタンに移動していたのである。ノナワラについたのは、十七日の朝だった。研究所は郊外の山麓にあり、タクシーで二十分ばかりかかった。

プラサド大統領が来るヨガ研究所

研究所は、私が考えていたよりも、ずっと大きく、りっぱであった。私たち二人は、まず秘書室に来意を告げると、指導部長と称する、一見してヨギと知れる四十年輩の者が出てきて、いたけだかにこう言った。

「ヨガというものは、理論的というより、長時間の体験で作られた結果論的なものだ。指示どおりに無条件に実行し、体験をとおして考える決心があるのなら、はいれ。」

私は「それみろ、やっぱり難行苦行の部類じゃないか。」といわんばかりの顔をして、シェンクの顔を見た。そのときシェンク少しもさわがず、指導部長にむかって、「その覚悟がなくて、どうしてこんなに遠いところに来られますか。」

その言葉にヨギはうなずき、いちおうの身上調査をすませると、アナンダというヨギを呼んだ。そして「彼がきみたちのめんどうをみるから。」と言って、それっきり、ひっこんでしまった。アナンダは、四十三歳だが、まだ三十そこそこにしか見えなかった。いかにも親切そうな身ぶりや話しぶりなので、私は内心ほっとした。

まず、アナンダが私たちの部屋の割当てをしてくれた。四畳半ぐらいの大きさで、つめたいセメントづくりの床の片すみに机と布ばりのベッドがあるきりだ。そのあと、「この研究所には百名近くの出家した研究者がいる。それに、一般の見学者や研究家や病気治療者を加えると、常時二百人ぐらい滞在している。」と教えてくれた。「費用は？」と聞くと、「全部無料だが、もしこころざしがあるなら、寄付して帰ってくれ。この研究所は、あるお金持のインド人の財政的援助によって、ヨガの科学的研究の目的で設立されているのだ。心配することはないよ。」と言う。そして「私の部屋の隣に、プラサド大統領が、十日間ほど泊まって行法の練習をして帰られた。」と、つけ加えた。

アナンダは、「ほんとうに行法に参加するつもりなら、昼食後、医務室で体の精密検査を受けなさい。」と言って立ち去った。なかなかモダンなやり方だなと、昼食後に医務室に出かけてみると、男女三、四名の医者がおり、血沈《けっちん》、血圧、痰《たん》、レントゲンなどを調べた。この医務室は、アメリカの医師が整備したそうである。終戦後六年たったそのころの日本では、とても見られない、りっぱな設備であった。

そのあと、事務室に行って、欧米人のヨガ研究者は何人かな、と調べてみると、男性は五人もいた。イギリス、フランス、ノルウェー、イタリア、アメリカ人だった。外人女性も三人いるようだが、別棟に生活していて、われわれとは没交渉とのことだった。

一流のインテリとの交歓

ここで、ちょっと研究所のようすを紹介しよう。敷地には、いろいろの建物があった。そのなかでも、とくに目についたのは、体操場、講堂および研究室だった。そのほか、医務室や、自然療法室もあった。グルー（経験や知識が豊かで、人びとから、ヨギの長と認められた人。ここでは所長のこと）の家だけは、塀に囲まれて離れた所にあった。

研究所の後ろの山に登ってみた。数多くの猿やリスがいて、山をおおった常緑樹は、みずみずしい色彩にあふれていた。

その夜、アメリカ人のビル・ハドソンの主催で、外人グループが新入外人の歓迎パーティーをしてくれた。そのときの自己紹介で、私は、ここに来ている外人が、みなひとかどのインテリであることを知った。たとえば、ハドソンは心理学専攻の哲学博士、しかも、三十二歳という新進である。目的は、身体訓練の、精神におよぼす影響を自分で体験することだそうだ。

イギリス人のウィリアム・ギャザコール氏は五十二歳の銀行員。ロンドンのヨガ道場で学んでいたが、ボンベイ駐在になったので、結核のアフターケアーとして来ているそうだ。私が、「イギリスにもヨガの道場があるのですか。」と聞きかえすと、「ヨーロッパは、いま、禅ブーム、ヨガブームでたいへんだよ。ヨガを知らなければ、インテリの仲間入りができないくらいだ。ただし、知ったかぶりが多いがね。」とのことであった。

ノルウェーの体操の専門家ペール・ウィンターは、インド人のヨギと同じように、むずかしい体操ができる、ということだった。

こうして第一夜が終わった。そして翌十二月十八日、私にとってヨガ入門の記念日ともいうべき奇異な体験が始まったのである。

記念すべきヨガ入門の日

真冬にする水浴

どんなに旅なれた者でも、はじめて泊まる所ではなかなか寝つかれないものだ。ときおり「ぎゃーっ」という鳥の声に耳をすませながら、ようやく明けがたになってうとうとした。誰かが起こした。まだ暗い。シェンクの声がして、

「三時半だ、水浴に行こう。」と言う。十二月の朝夕はインドでも寒く、山麓の早暁《そうぎょう》は東京の冬ほどの冷え方だ。

「ぼくは、神経痛だから、水浴は遠慮するよ。」と断わった。すると、「やると決まってることを一つでもしりごみすると、他のこともやりたくなくなるものだ。ぼくは連れて来た責任上、全部きみといっしょにやる。」と、いつになくきっぱりと言う。私は、その気迫に押され、ついに三百メートルほど離れた小川に行った。水は氷のようにつめたく、肌が切れる思いだった。息をつめたまま、じっとこらえてあがると、はじめは骨の中までがたがたとふるえた。が、十分もすると、ぽかぽかと体があたたかくなりはじめた。そして、別にかぜをひくこともなかった。

帰るとすぐに、今度は瞑想だと講堂に伴われた。約百畳ぐらいの部屋だが、すでに三十人ぐらいが、

壁にむかって座禅をしていた。部屋のまんなかに、一本ろうそくがともしてあった。あまりの静けさに、少々気味がわるいくらいである。私も仕方なく、シェンクの横にだまってすわった。これが六時までつづいたが、その間、じつに長く感じられ、腰もひどく痛かった。シェンクが横にがんばっているから、やめるわけにもいかない。やっと終わったが、足がしびれて歩けない。すると、ヨギの一人が、「後ずさりしてごらん。」と言った。まじないかと思いながらも、二、三歩あとずさりしてみたら、なんと奇妙にぴたりとしびれが直ってしまったではないか。彼は、「これがヨガの応用だ。」と言った。

悲壮な覚悟

ぽかんとしながら部屋でひと休みしていると、アナンダがやってきた。「体内の掃除法を教えるからついてきなさい。」という。連れられて裏庭へでると、ここにも二、三十人が、ドラムカン顔負けの湯沸かしを囲んで、コップに湯をもらってはぐいぐい飲んでいた。私もいわれて一杯飲んでみたが、ぬるい塩湯だった。排便促進剤かなと考えながら、コップを返そうとすると、少なくとも十杯は飲むのだという。やっとの思いで四杯だけ流しこんだ。

飲み終わると、庭のすみに掘ってある溝《みぞ》に行き、今飲んだばかりの湯を吐き出すのだという。左右を見まわすと、みな指を口中に突っこんで、げーげー吐いている。その壮観なこと。酔っぱらいの集団が、いっせいに吐いているといった感じだ。ふと、私は、学生時代、酒のみ競争をして、一時間近くも吐いて苦しんだことを思いだした。しかし、私も水を飲んでしまったのだから、まねをして出さないわけにはいかない。覚悟をきめて、口の中に指をつっこんでみた。げーっといううめき声といっしょに、ざーっ、ざーっと、四、五回水がもどってきた。食べ物の残りも出てきた。私は昨夜十一時にちょっと物を食べたのだが、胃の中にこんなに長時間残っているのだろうかと、がてんがいかなかった。まさか腸から出るわけでもあるまい。もし胃からだとすると、よほど胃の働きが弱っているものらしい。一瞬不安が通りすぎた。たしかに、むりに吐くのは苦しかったが、終わったあとは、重苦しい胃が軽くなった。

つぎに、アナンダが小さいやかんを持ってきて、今度は鼻の掃除だと言った。一方の鼻の穴から水を注ぎこんでは、口から流し出すのだ。どうにでもなれとやってみると、穴の奥にずきんと痛みを感じ、目がぼーっとしてきた。しかし三、四回くりかえしているうちに痛みがなくなり、やかんの水がなくなったころには、頭がすっきりとした感じだった。

とうとうシッポをまく

つぎは何をしろというのだろうかと不安な気持で待っていると、長さが約三十センチばかりの細い木綿のひもをくれて、「鼻から通して口に出しなさい。」と言う。「うわっ。それまでやるのか。」と泣きべそをかきたくなった。外人組はいかにと見渡せば、みな真剣な顔つきで、煙突掃除よろしくごし

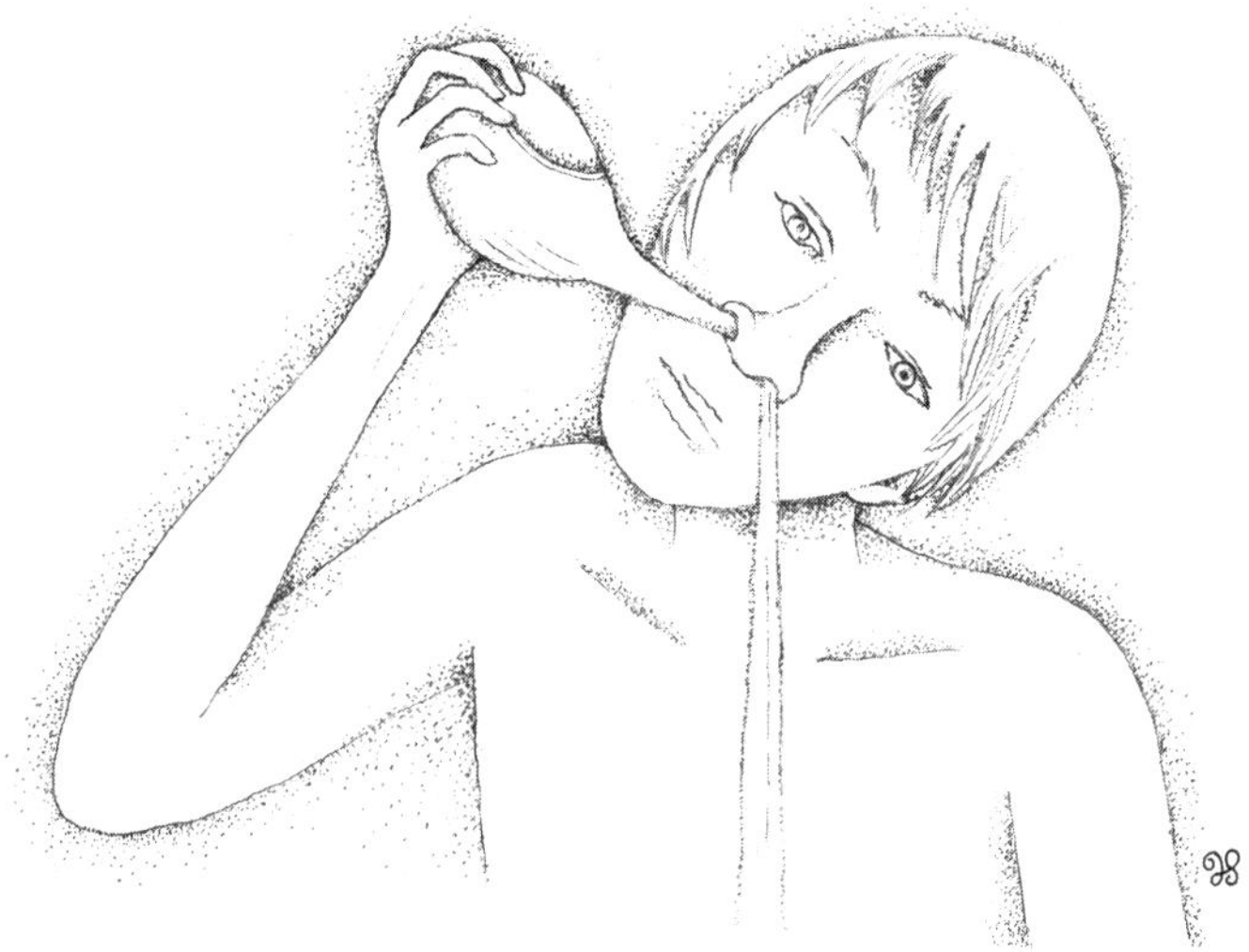

ごし鼻の穴を掃除している。「あの連中がやってることだ。なんとかなるだろう。」と、そのひもを鼻の穴につっこんではみたが、くしゃみがでるだけで、とても口までは通せない。四、五回ためしたが、とうとうやめにした。ノルウェー人のペール・ウィンターは、どんぶりの中に浸した包帯を口から飲みこんで、胃腸の掃除をやっている。以前、ジャイプールのそばのヨガ塾で見たのと、そっくり同じことを、肌の白いノルウェー人がやっているのだ。なんとも奇妙な光景である。「やるなら包帯をあげるよ。」とアナンダが言ってくれた。しかし、鼻のひも通しでこりていたので、「これはできそうもないよ。」と答えると、むりにやれとは言わなかった。アナンダは、「七時になったら、体操場に来なさい。」と言い残して、去って行った。

奇妙な体操

体操道場は、百畳ぐらいの広さで、幾組ものグループに分かれて、別々な体操をやっていた。私は初心者のグループに入れられた。シェンクは、志願して初心者組に加わった。初心者が全部で四人しかいないことは、私を心ぼそくさせた。しかし、アナンダはそんなことにはおかまいなく、「まず日常生活と、反対の体操をやる工夫をしなさい。」と言う。

たとえば、さかだち。これは、ふだんまっすぐ立っているのと反対の運動だ。前かがみの姿勢が多いから、後ろにそる運動をやる。前向きでなく、後ろ向きに歩く練習などである。

まず、シェンクが、さかだちを上手にやってのけた。私も、負けじとやってみたが、ころりと転んでしまった。他の二人——一人は青年で、もう一人は五十をすぎた老人だが、私よりもよほど上手だった。こればかり二十分ぐらい練習した。

つぎは、足を伸ばしてすわり、上体を折って頭を膝につける体操。私はふくらはぎの筋肉が突っぱってしまって、できなかった。アナンダが「なんだ、きみみたいな若い人ができないのか。これができないのは老化現象だよ。」とひやかす。とにかくできないのだから、なんといわれても、しかたがない。

ひととおり体操がすむと、哲学講義を聞きに行けというので、シェンクと講義室にでかけた。講義は、英語班とインド語班に分かれており、私たちは英語班に加わった。講義室といっても、机も椅子もない二十畳ぐらいの大きさの部屋で、じゅうたんが敷いてあるだけである。生徒は、肌の色の白い外人が、十人ほどいた。インド人の英語のアクセントは、わかりにくい。しかも哲学講義だから、なお難解だった。シェンクも、同感だと言っていた。この講義は毎日続いたが、要点は、エゴとは、生命とは、人生とは、真実とは、愛とは、正しい人生観とは、真の成功とは、などを主題にした解説であった。

病気とはなにか

哲学講義が終わった時は、朝八時半すぎで暑くなりかけていた。部屋に帰る途中、庭の日だまりに出ると、シェンクが、「口の中の日光浴をやろう。」と、太陽の方に向かって口を開き、あーんと声を出しはじめた。どうみても、あまり利口そうな顔つきではない。あちこちでも思い思いにやっている。水族館で、ボラの水槽の前に立ったみたいである。とにかく、みなまじめな態度でやっているので、笑ってばかりもいられず、私も、だれにも負けないほど大きな口をあけた。

午前九時三十分、グルー（所長）が出席する時間にまにあうように、ヨギ研究者専用の教室に行き、後方に席をとる。グルーの出席で全員挨拶。グルーは六十年輩。木綿製のゆったりしたインド服を着ている。いわば、男性用ムームーといったいでたちである。ヨギの質問に応じて、グルーの解答と指示がはじまる。一般人の質問は、たいていヨギに頼んでおくのだ。これが約一時間続いた。グルーとヨギとの質疑応答は禅問答式に簡単であった。たとえば、こんな調子である。

「きみは、病気になろうと思っても、すぐになれないでしょう。病気になるのは、毎日病気になる努力をしているからです。」

「しかし、生まれつき体力が弱い人もあるでしょう。」

「体力が弱くて病気するのではないのです。人間は、みな同じ体力を持っています。それを、健康の方に使えば健康になり、病気の方に使えば病気になるわけです。」

「体力があるのなら、なぜ直らないのですか。」

「病気になるくせが、体にくっついているかぎり、病気は直りません。健康になりたかったら、まず、病気になる練習をやめることです。生物は、本来、健康で生きるようにできているのです。」

道具のいらないボディービル

午前の生活が終わった。私は、すっかりくたびれてしまい、昼寝をしていると、シェンクがまた呼びにきた。「午後の訓練に行こう。」と誘う。

体操場には、五十人ばかりが、まるでいたずらっ子の遊びに似た体操をしていた。たとえば四つんばいになって、獣のように歩いているグループ。木登りをしている者。水泳のまねをしている者など、みな形が違っていた。

指導していたアナンダに聞くと、「アメリカ流にいえば、ボディービルだね。」と答えた。「何も道具がないですね。」と反問すると、「道具は使わず心を使うのだ。たとえば、じっさいに重いものを持ち上げているつもりで、筋肉にぐっと力を入れるのだ。」と言いながら、ひとつひとつ説明してくれた。たとえば、石投げ、薪《まき》割り、槍投げ、フェンシング、ボクシング、重量上げ、草刈り、水汲み、綱引きなどである。私たちもやってみたが、たしかにこれはぐあいがいい。相手がなくても、道具がなにもなくても、いつでも、どこでもできるいい運動だ。だいいち、肉体にむりをかける心配がない。

夜の行事はグループ・ディスカッション。これがすんで、八時ごろ部屋に帰る。快い疲労を感じていたので、私はもう寝ようと思った。するとシェンクが、「寝るのはまだだ。瞑想をするのだ。それから眠れ。」とやり方を教えてくれた。

まず姿勢を正してすわる。心を落ちつかせるために、何か一つのことに心を集中させておく。何に集中させてもよいのだが、はじめての人は、出る息、吸う息に心を集中し、その息の数を百まで数えることを繰りかえすとよい。

シェンクは、「ぼくといっしょにやろう。」と私の横にすわりこんでしまった。私は仕方なく、シェンクに教えられたとおりにやってみることにした。息を数えるわけだが、百までつづけて数えられない。ふっとほかのことを考えてしまうからだ。はっと気づいて、また一からやり直し。このやり直しを一時間ぐらいつづけた。退屈でどうしようもなかったが、シェンクがすました顔をしてつづけているので、やめるわけにもいかない。

困ったやつだと思いながら、がまんしてつづけているうちに、はずみがついたというのであろうか、とにかく百まで数え終わり、さらに何回でもくりかえせるようになった。十時に瞑想をやめたときには、なんとも言えない、すがすがしさと落ちつきを感じた。

こうして、私のヨガ入門の記念すべき第一日、十二月十八日が終わったのである。

入所そうそうでゴネる

つぎの日から、いよいよほんとうの訓練がはじまった。アナンダが、日課表を作ってくれたので、これからは、毎日この表にそって訓練を受けるのだ。

しかし、私は、このヨガ式訓練法に、正直に言って「ものいい」をつけたかった。ただやれと言うばかりで、その具体的な方法も、理論的根拠も、目的や効果も示さないからである。私にはこの実践主義が気にくわない。せっかちだから、そのものずばりの説明でいきたいのだ。何も、いちいちしちめんどうくさいことをさせなくても、よさそうなものだと思う。

アナンダにそのことを言うと、「やってみて考えなさい。理論が知りたかったら、図書室に行けばよいし、科学的に知りたかったら、医務室で実験してみるのです。」と言う。

しかし、彼らの言う無条件実行の心などに、なれるはずがない。たしかに効果はあるだろうが、難行苦行はもうたくさんだ。一週間もいる間にめずらしいこともなくなり、いちおうわかったような気がしてきた。専門研究者のグループの話を聞いてみても、話はたしかにりっぱだが、若気《わかげ》、色気《いろけ》、欲気《よくけ》たっぷりの私にはぴんとこない。なんだか別人種のような気がして、今の時代に苦行もくそもあるものかと、どなってやりたくさえなってきた。

<アナンダ氏が渡してくれた日課表>

時間	行法
3時30分～4時	起床、水浴
4時～6時	瞑想、座禅
6時～7時	体の浄化法
7時～8時	体操と呼吸法の合同訓練
8時～9時	哲学講義
9時～10時20分	グルーと質疑応答
10時20分～14時	自由時間
14時～17時	各行法の自由独習
17時～19時	休憩
19時～21時	行法訓練と質疑応答か、グループ・ディスカッション
21時～23時	瞑想
23時～23時30分	寝前体操と呼吸法、就寝

(食事時間は不定で、空腹時にだけ一食、または二食する。)

十日目。シェンクに、「きみの親切心はありがたいと思っている。しかし、ぼくはどうしてもきみのようにやる気になれないんだ。第一ぼくは一生かけてつらい行法をしたりして、ヨガの専門家になるつもりはない。健康さえ回復すれば、それでいいじゃないか。日本に帰れば、よい医者もいれば薬もあるんだ。ぼくは帰る。」とまくしたてた。すると彼は、

「きみの言葉にはまったく同感だ。しかし、ぼくの結核はなかなか西洋医学では直らなかった。スイスには、りっぱなサナトリュームもあった。だがだめだった。それで、人にすすめられて、病気を直したいばっかりに、だまされたと思ってスイスの道場でヨガをつづけたのだ。ヨガが、ほんとうにすばらしいものだと思ったのは、自分の体がよくなってからだ。頼むから、もう一カ月、できたら三カ月、きみの体をあずけてくれないか。」と言った。

あとになってみれば、この言葉が、私がヨガに没頭する分かれ道になったのだ。しかし、そのときは、「しかたがない。こんなにまで言ってくれるのだから、ひと月は彼につきあおう。ただし三カ月はごめんだ。」と思った。こうして私は、ふしょうぶしょうながらも、ヨガをつづけることになった。そんな私を、いつも励ましたり、共同で研究したりしてくれたのが、外人グループだった。とくにシェンクは、兄のようにしつこいくらいひきずりまわしてくれた。ノルウェー人のウィンターは体操の専門家。アメリカ人のハドソンは心理学者。フランス人ジョルジュ・デュロンは瞑想やテレパシーの研究者だった。

この人たちの助力もあって、私は目にみえて健康になった。食欲は出るし、通じはよくなるし、おまけに体重もふえた。なによりもうれしかったのは、疲れが少なくなり、安眠できたことだ。そのため、三、四時間の睡眠で十分ことたりるようになった。そのうえ、自分にはとてもできっこないと思っていた体操が、しだいにできかかってきた。そのため、ヨガに対する考えも変わってきた。しかし、どうしても理論をきわめなければ気がすまない。そこで、体操や正座の時間をへらし、十万冊の本が用意されている図書室であまった時間を使った。それでもわからないときは、所長のクワリヤナンダ氏に直接質問して教えを受けた。

その間のことを、ここにすべて書くわけにはいかない。が、私が、どうして健康になったかを、もうすこし具体的に書いてみよう。

体のゆがみが病気のもと

さかだちの好きなネール首相

初めのころ、いちばんむずかしく、つらかったのは体操だった。できないせいもあったが、あちこちの筋肉が痛んだからだ。簡単そうな、前さかだちのポーズさえも、なかなかむずかしい。以前、自己流でやったのとはちがい、本式にやるのはむずかしい。ヨガのは、要領が違うのだ。そのやり方は、次の挿絵のように、両手を後頭部で組んで、ひじと頭で三角形をつくる。そうして、ひじでささえ両足をしずかに上にあげていく。つまり、頭のてっぺんと、両ひじで立つのだ。

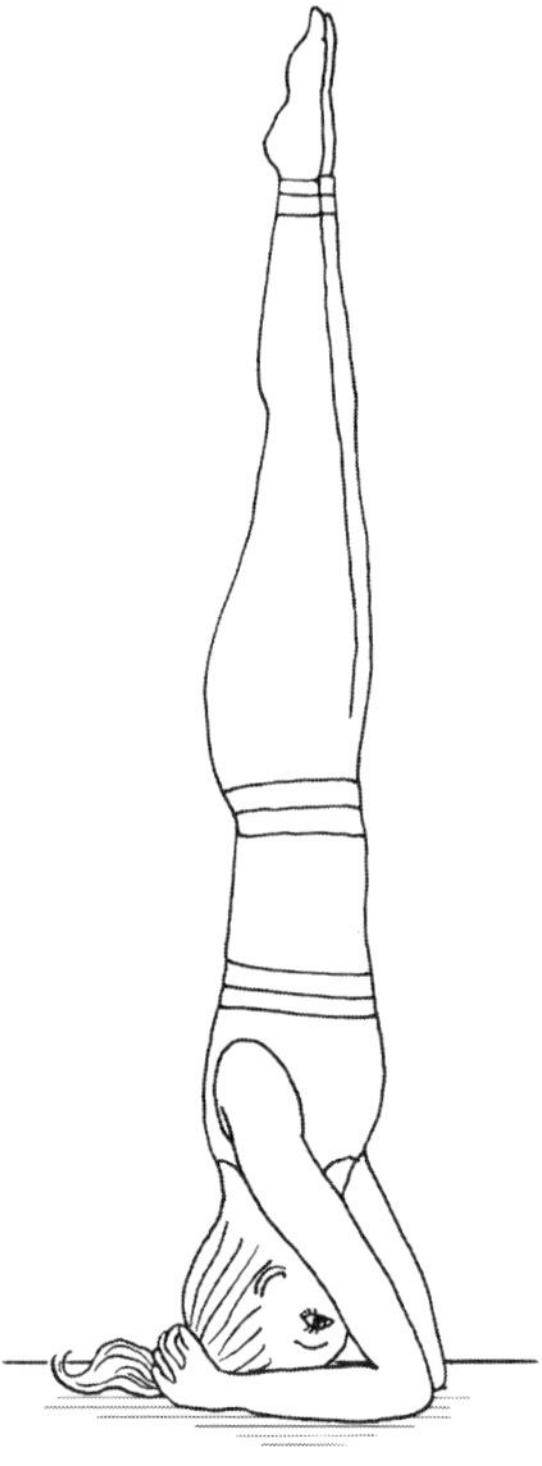

「六十歳、七十歳の年寄りまでやっているのだから、おれにできないはずがない。」と、勢いをつけて足をぽーんと蹴上げたら、ころりと転んでしまった。何度やっても転んだ。転ぶだけでない、組んでいる手がきりきりと痛んだ。しゃくにさわって、「ヨガでは、さかだちを『ポーズの王』というが、どんな効能があるんだ。」と尋ねたら、アナンダは、「効能はできてから説明してあげよう。さかだちは、ネール首相も毎日やっているので有名だよ。とにかく、さかだちができないのはノイローゼの証拠だな。」とからかわれてしまった。

まがりなりにも、四、五日目にはできるようになったが、赤ん坊がはじめて立った時のようにふらふらで、ぱたーんと大きく倒れてしまった。その痛いこと痛いこと。これにこりて、壁でささえてやってはどうか、ときくと、「依頼心がつくからいけない。しかし、効能だけを味わうつもりならやってごらん。」という返事。とにかく、壁の力をかりて、五分続けてやってみることにした。その五分間の長いこと。頭がぼーっとしてきた。そばにいたシェンクに、だいじょうぶかいと訴えると、「しばらくぼーっとするが、あとですーっとするよ。」と言う。なるほど、終わってみておどろいた。薬でさえ直らなかった慢性の頭痛が、たしかに軽くなっているのだ。調子がいいので、部屋に帰ってからも、ときどき壁でやってみた。ちょうどやっている最中にウィンターがきて、「あまりさかだちをすると、性欲が高まって困るぞ。」と言う。さかだちで、どうして性欲が高まるのか、と反問すると、「さかだちは、脳全部を刺激するではないか。ホルモンのボスである脳下垂体も、いっしょに刺激されるんだ。」

と答えた。

「魚のポーズ」をしている美しい少年

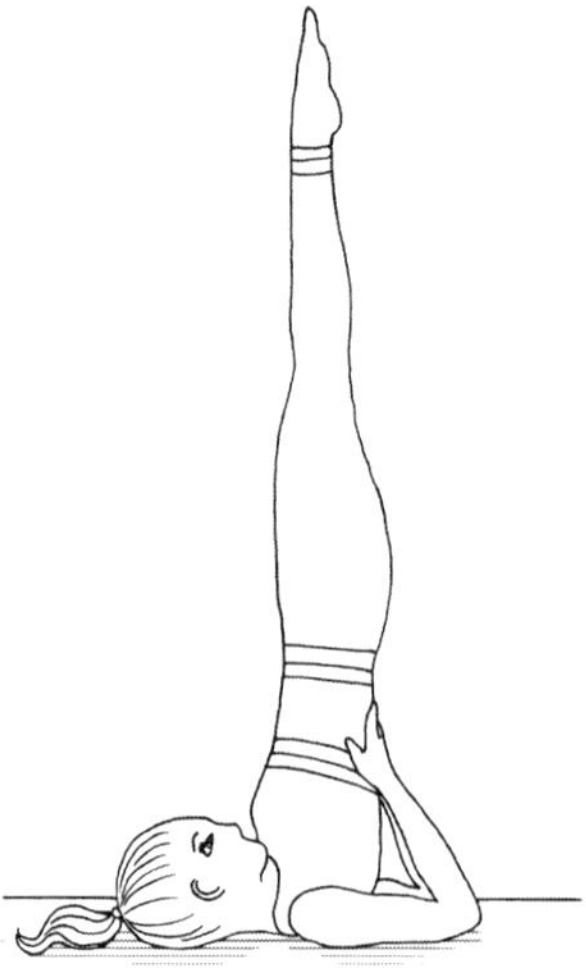

そのほか、どんなポーズをやったか、思いつくまま書いてみよう。

▼逆《ぎゃく》さかだち

これは、あお向けの姿勢から、手で腰をささえながら、肩とひじで立つポーズである。一名若返りポーズという。これもやさしそうだが、肩、尻、足の線を一直線にすることはむずかしい。むりに尻をひっこめようとすると、のどがとても痛んだ。

このポーズで内臓下垂の直ることや、脳の血行がよくなることはわかるが、とくに若返りポーズと名づけた理由はときくと、甲状腺を刺激するからだとのことだった。

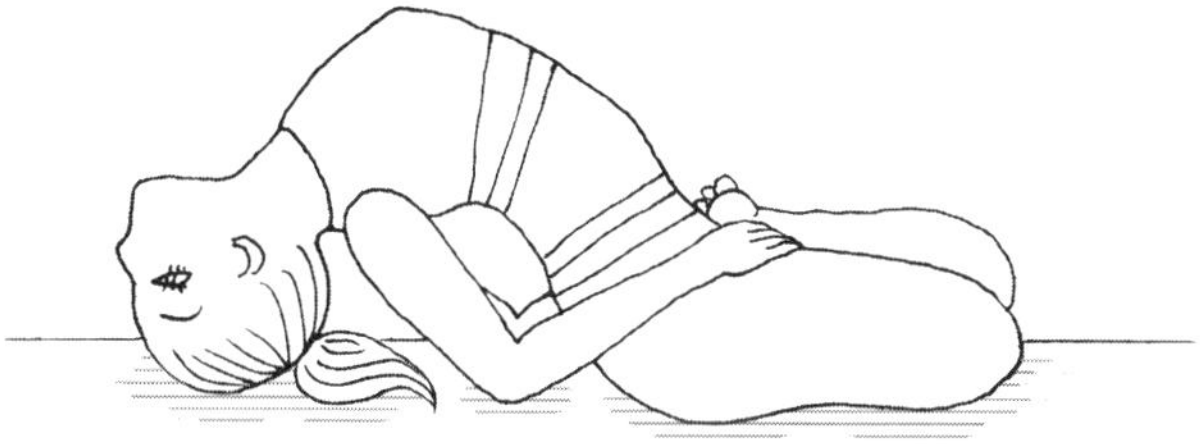

▼魚のポーズ

このポーズの要領は、座禅を組んで両足のおや指をつかみ、あお向けに倒れて、胸をうんとそらして、頭のてっぺんでささえるのである。このポーズは、私が咳《せき》で苦しんだときすすめられたものだ。胸の鬱血《うっけつ》がとれるのか、それまで苦しんだ咳がすっかり止まってしまった。

ある日、私の隣で、しきりにこのポーズを続けているインド人の少年があった。胸を上につきあげ、のどを露出させて、みるからに呼吸器が新鮮な空気で洗われている感じであった。彼は、「私はぜんそくで困っていたのだけど、このポーズで肺を強化するようになってから、もう苦しむことがなくなった。」と、美しい白い歯を見せて笑った。

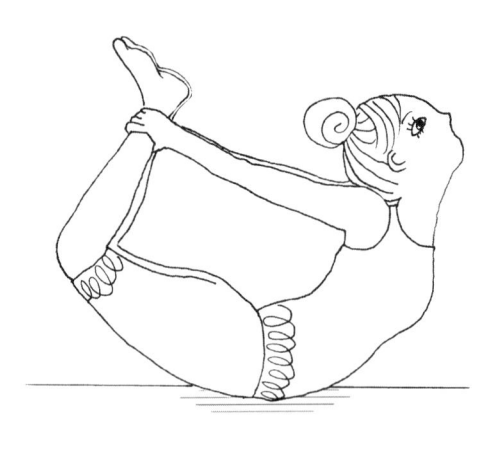

▼弓のポーズ

腹ばいになってひざを曲げ、その足首をつかまえて、ひざをのばすようにすると、弓の形になる。背筋の柔軟性を失っていない子どもは、らくらくとやっていた。このポーズで猫背や腹部の鬱血が直る。私には自分の背筋の硬化を痛感させてくれたポーズだった。ある日、アナンダがこう言った。「内臓に異常があることが、うまくポーズのできない原因だ。きみは、みたところ胃と肝臓に故障があるようだね。」

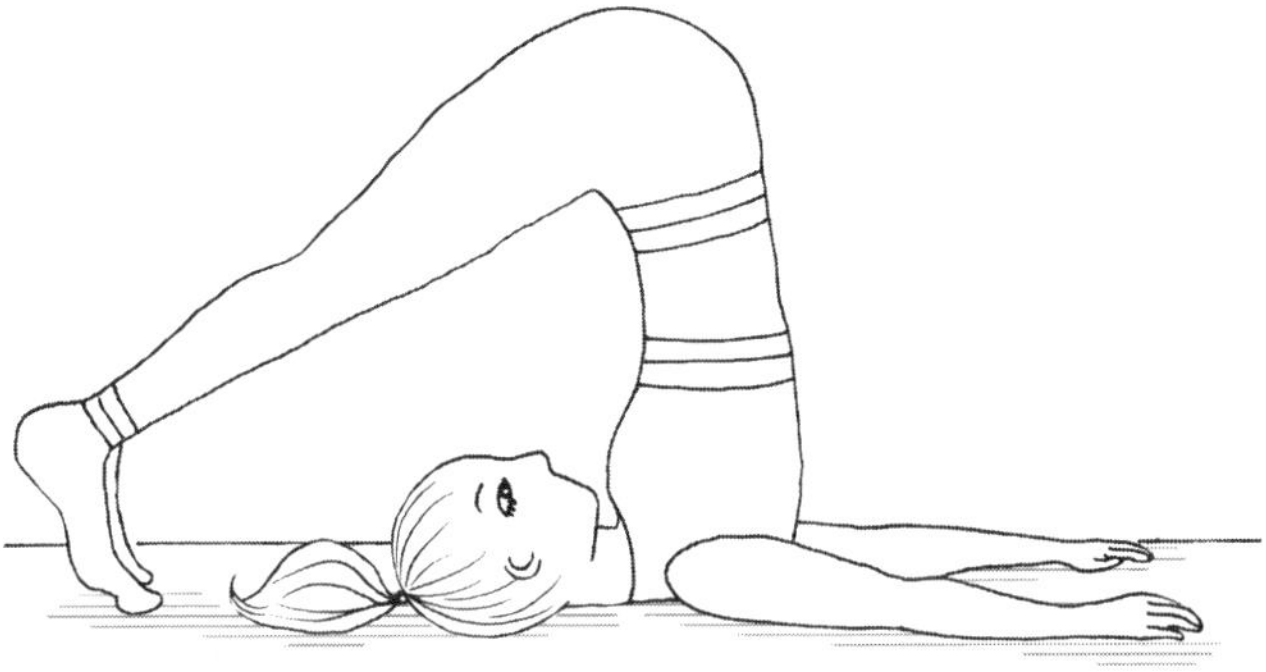

▼鋤《すき》のポーズ

やり方は、まずあお向けにねて、足を伸ばしたまま、足先を頭の上の床につけるのである。やってみると、背中からアキレス腱にかけてひどくつっぱっていて、どうしてもできなかった。むりにやろうとすると、背中がひどくしびれてきて、呼吸が困難になった。しかし、これが内臓すべてに効果があるのだそうだ。

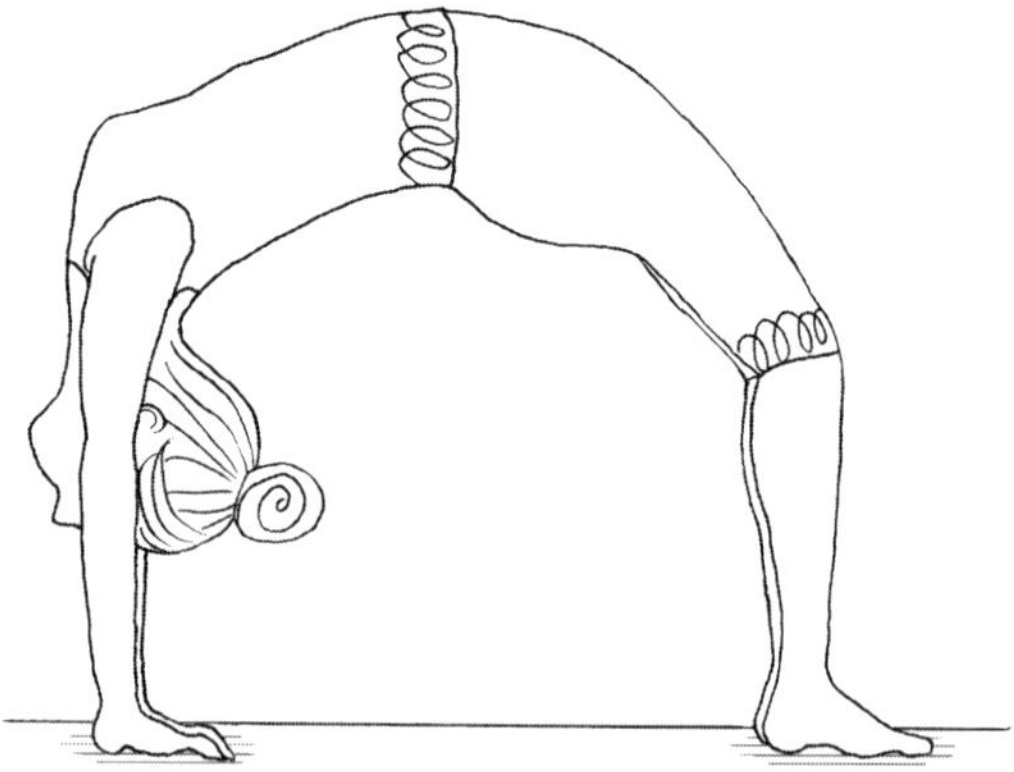

▼アーチのポーズ

これは足と手で体をささえ、あお向いて床上にアーチを作る。このポーズをやると、たちまち便がゆるんで、じつに大量の便が出た。食当たりとちがって、気持がよく、全身が軽くなる感じの下痢《げり》であった。便秘したときのインスタント下剤というわけだ。

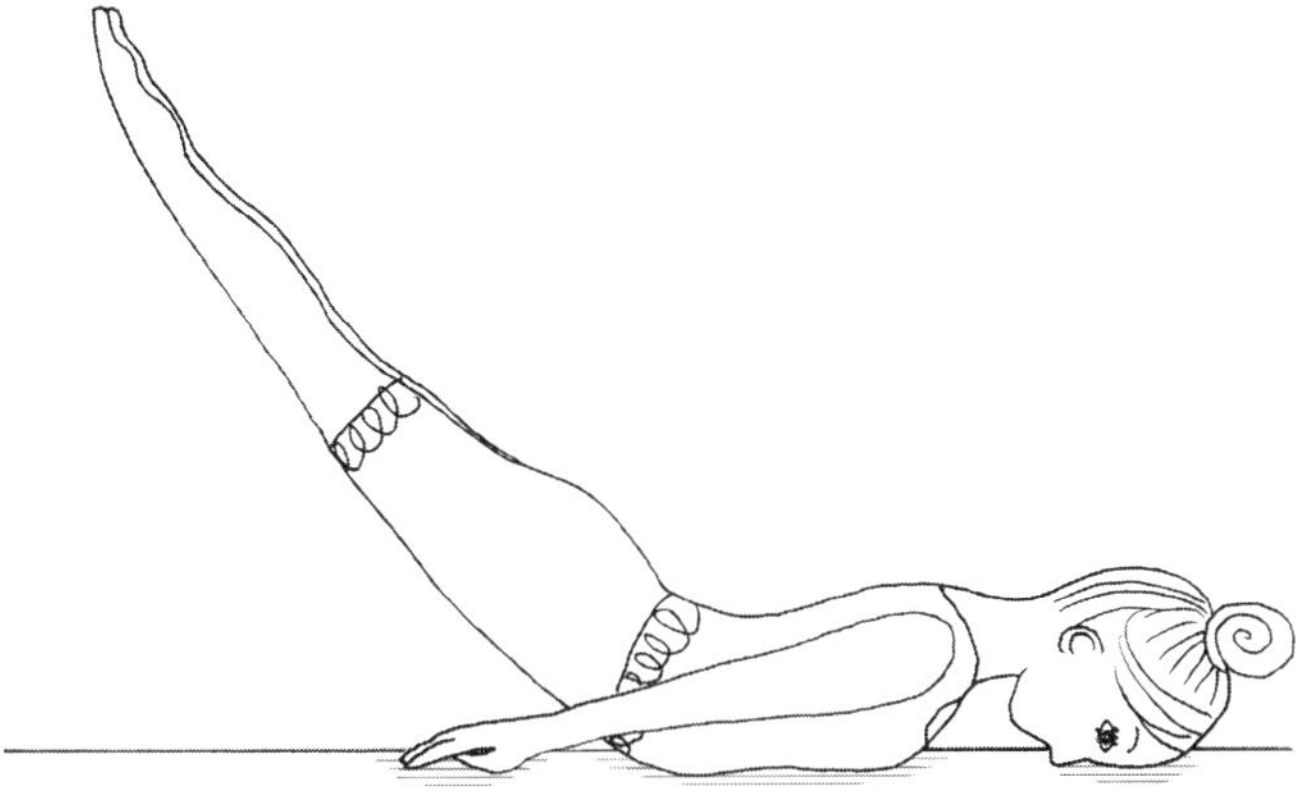

▼バッタのポーズ

腰筋に力をつけるのによい体操だ。これはうつ伏せになって両足を上げるのである。腰に力がないと、なかなか足が上がらないが、とにかく上げるようにすると、たるんでいた腰が急にしめつけられるので、筋肉の一本一本が、じんじん鳴りひびくように感じる。じつに強烈な刺激だったが、終わったとき、腹と腰に力がぐっとはいっていくのを自然に感じた。アナンダは、このポーズが、便秘や胃下垂や胃アトニー症を直すにはいちばんよいと言った。

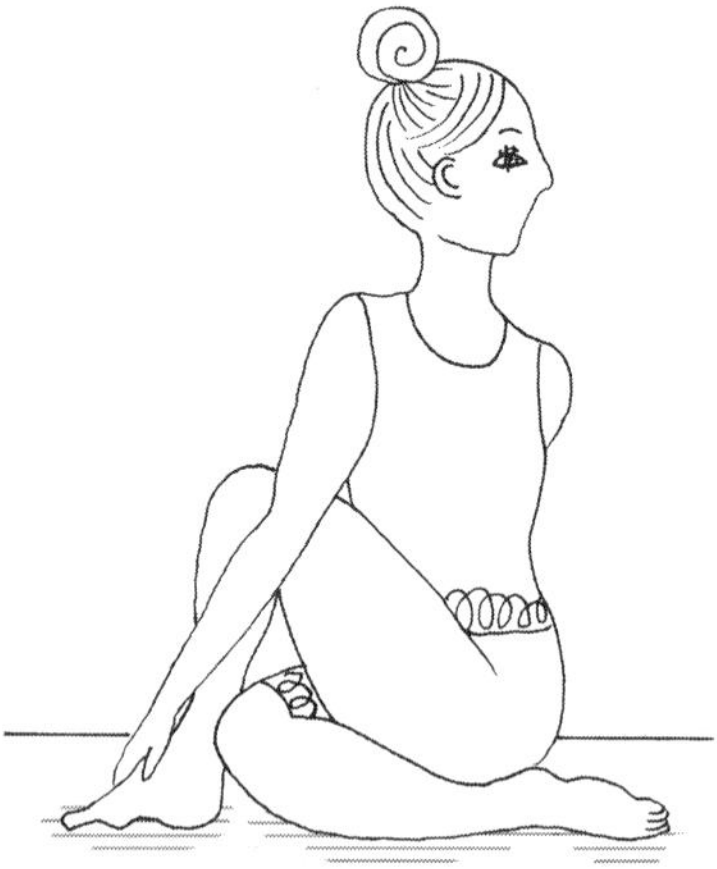

▼ねじるポーズ
これは、せぼねをのばし、足腰の痛みをとるのによい。

体のゆがみから持病を当てる

ここにきてから二カ月ほどたったころ、アナンダが、「きみもだいぶヨガのことがわかりかけてきたようだ。しかし、そのままでは、ほんとうの健康は得られない。体のゆがみは個人によってちがう。

それを直すには、個人個人ちがった体操をしなくてはならない。」と言って、私を講堂の大きな鏡の前に連れて行った。

「私とくらべてごらん。きみの首は右に曲がっている。右肩が前に出ている。腰もねじれているだろう。そのゆがみが、なぜできたかを研究し、どうしたらそれが直るかを工夫しなさい。」と言う。なるほど、たしかにそのとおりだ。私は学生時代、右ひじを机について本を読むくせがあった。それが、首を右に曲げてしまったのに違いない。そのほか、たしかに私は、姿勢に注意したことなどなかったのだ。

ヨガの修正体操は、誤った習慣によって身についてしまった体のゆがみを取りのぞいて、本来のバランスのとれた体にもどすのが目的だ。首をねじったり、腰をひねったりしてみたが、正しくすると、かえって苦しい。異常が身につくと、異常の方が楽で、正常が苦しいのだろうか。前姿はわかるが、背中や寝姿は見ることができないので、アナンダに頼んで観察してもらった。彼は、それをノートにチェックして、つぎのように説明してくれた。

（1）首が右に傾いているのは、首の右側の筋肉がはれていることで、咳が出やすく、いびき、偏頭痛の原因だ。ときどき耳鳴りもするだろう。

（2）右肩が、左肩より前に出ているのは、右肺や肝臓を圧迫している姿勢だ。右肺をわずらったのもそのためである。

（3）寝ている時には、右足の方が短くなっている。これは、重心が右にかかっている証拠。便秘したり、腹にガスがたまりやすいのは、このためだ。ときどき、盲腸部が痛むはずだ。
（4）左の肩甲骨《けんこうこつ》が右の肩甲骨より力がない。これは乱視の原因。
（5）腰がねじれている。腰痛、インポテンツ、ひざの痛みの原因だ。
私は、これが一つ一つぴたりと当たっているので、びっくりしてしまった。アナンダは、その修正法を一つ一つていねいに教えてくれた。それを要約すると、力の不足している部分（衰弱している部分）には、そこに力のはいるポーズをとる。力がはいりすぎている部分（硬化して痛みのある部分）には、その反対側に力を入れてバランスをとるポーズをすることであった。

息の吸い方、吐き方がたいせつ

私は、さっそく修正体操の実行にかかった。顔をまっ赤にして、うんうんうなりながら、体を曲げたり、腰を伸ばしたりしていた。この体操を教えてもらってから二日目、アナンダがこんなことを注意してくれた。

「いっしょうけんめいやってるね。しかし、どうもいかんな。きみは、『呼吸法』を忘れているよ。体を動かすのにあわせて、息を吸ったり吐いたりしないと、ほんとうの修正体操にはならないんだ。まあ、はじめから上手にやれといってもむりだから、ちょっと呼吸法の基礎を教えてあげよう。」そして、つぎのような呼吸法を教えてくれた。

まず正座して、体の力をぬいて深く息を吸いこむ。このとき、下腹からだんだんと胸の方へと空気を満たしていくこと。吐くときは腰に力をこめて、できるだけ腹をひっこめて息をしぼり出すようにする。ちょうど、自分がゴム風船になったようなつもりになる。この呼吸法では、注意しなければならないことが三つある。一つは、一つ一つ意識しながらやること。それから、吸いきったときすぐ吐き出すのではなくて、できるだけ長く息を下腹に止めておく。もう一つ重要なことは、絶対に「りきんではいけない」こと。

第一、第二の注意は守れるが、りきまずに息を下腹にこめたり、腹をひっこめることは、むずかしい。アナンダが、「肛門を強くしめあげるようにするのが呼吸のコツだ。背骨で吸って背骨から出すつもりになれ。足から吸って足から出すつもりになれ。肩を上げずに胸を横にはるようにして吸え。」と、つぎつぎにアドバイスしてくれた。事実、これならば、多少はうまくできた。

そのほか、私がおぼえたおもな呼吸法は、つぎのようなものである。

まず、「ししのポーズの呼吸法」。手をひざに置き指をできるだけ広げる。口を大きくあけ、舌をあごにくっつけるような気持でありったけ突き出しながら、息を吸い、また吐き出すのだ。そのとき目玉がはじき出るほど目をひらき、全身をありったけの力で緊張させる。二、三分つづけたら休む。これを五、六回繰り返す。この呼吸法で、のどの痛みを、インスタントにらくにすることもできる。

ヨガの真髄「呼吸法」

それから、動作のリズムにあわせて呼吸する方法もすばらしかった。その初歩的練習法として教えてくれたのが、脈にあわせて行なう「リズム呼吸法」である。これは、吸う・止める・吐くの割合を一・四・二の割合とし、これを自分の脈搏に合わせて行なう。

このリズム呼吸法の応用のおかげで、研究所内での作業がとても楽にできるようになった。重いものを持っても、長い道を歩いても、ちっとも息が苦しくないのである。アナンダが、「呼吸と一致した動作は、もっとも体が合理的に使われていることであり、いちばん疲れない方法なのだ。マラソンの選手も、これを使っているよ。」と言った。

あとでわかったことだが、この呼吸法こそ、ヨガのあらゆる行法の基礎であり、真髄であったのだ。体操や、瞑想や、さらには、自分の意志で肉体の生理現象を自由にあやつることも、すべて、この呼吸法なしにはできないのである。

私が本で調べたところでも、これらの呼吸法がすぐれたものであることを証明している。たとえば、アメリカのエール大学のベハナン博士は、ふつうの呼吸よりも、二十五パーセントも多く酸素を取り入れられると言っているのだ。考えてみれば、私は生まれてこのかた、じっさいむだな呼吸のしかたをしてきたわけだ。

体の中を掃除する

体操とならんで、体内の浄化法にもお手あげだった。人間の体を、まるで自動車の掃除でもするような調子で、洗ったり油をさしたりするのだ。それは、直接体内の汚物を取り除くほか、指圧やマッサージで血行をよくし、血液を浄化することも含んでいる。いくらなんでも、口から飲みこんだひもを、肛門から出す芸当はできなかったが、そのかわり、つぎのような浄化法をさせられた。
（イ）口から少しずつ胃に空気を吸いこみ、人工的にげっぷをする。上手になると、直腸まで送って自由にガスが出せる。
（ロ）歯とはぐきを、指で三十分ほどこする。舌を引っぱり出し、舌苔《ぜったい》（舌の上についているこけのようなもの）をこすりとって、ごま油をぬる。
（ハ）耳をこする。奥の方は器具で、中間部や外は指でこする。
（ニ）頭を指で押してみると、少しへっこむところがある。そこを、指で強く押さえる。頭にたまった血が、これによって血行を回復する。
（ホ）水をのどの奥まで飲みこんで、痰《たん》を出す。
（ヘ）直腸を、ぬるま湯と冷水で、交互に浣腸《かんちょう》する。
（ト）目にたまった血を散らす方法。まばたきせずに、遠方をじっと見つめる。つぎに、だんだん近くを凝視し、最後に鼻の先、みけんを凝視する。つぎは目玉をまわす。最後に、両手を前方に伸ばし、両方の人さし指を立てて、その間をみつめる。そうすると指が一本に見えてくる。
（チ）頭の物理的浄化法。まず、右の鼻の穴を指でふさぎ、左の穴で空気をゆっくり深く吸う。つぎに、左の鼻の穴をふさぎ、右の穴から出す。この逆をやる。これを左右十回ずつする。つぎに鼻先から水を吸い込んで口から出す。口から吸い込んで鼻から出す。

そのほか、体をこすったり、温冷交互刺激（冷水にはいり、つぎにお湯につかる。これを五回くりかえす。）をしたり、全部で三十種類以上の浄化法があった。

二十五日間の断食ができた

一日一合の玄米と二きれの黒パン

以上のような、体操や浄化法のおかげで、私の体の調子は上々になっていった。しかし、それと並行して、じつは食餌《しょくじ》療法をさせられていたのだ。それは、またひどく少量で、栄養失調になるのではないかと不安だった。

一日の食事は、玄米一合と黒パン二きれで、そのほかは生野菜・果実・牛乳・卵だけであった。肉類・砂糖・酒・タバコ・菓子・コーヒー・紅茶などは、絶対に配給されなかった。のどが渇いたときには薬草茶があった。これらは、調理室から配給されるが、食事時間は随意で、空腹のとき食べるように指示された。ところが、栄養不良化を案じたのに反して、一カ月後には体重が入所当時の五十二キロから、六十五キロにふえた。これは私の百七十センチの身長に対しても理想的体重になったのである。

私にも断食ができた

こんな食生活をつづけたり、ながめたりしているうちに、ある日、指導部長の方から話しかけてきた。

「きみも少しヨガの意味がわかりかけたようだが、まだ頭にはいっている理屈や常識にだまされている。きみは栄養のことを案じているらしいが、ほんとうの栄養物はきみの体に適した物だ。自分の適食適量がわかり、有害な物や、必要以上の量を受けつけず、少量の物から完全に栄養を吸収できる体になったら、それが健康体だ。

しかし、人間は長い間の悪い食生活で、体の要求をそのまま感じられなくなっているのだ。これを直すのには、まず、体の要求を白紙にもどさなければならない。それには、いちばん効果があるのが、断食だ。きみも一度断食してごらん。はじめのうちは、空腹がきみをおそうだろう。食べられるものなら、なんでもいいから食べたくなる。しかし、それがすぎれば、きみの体がほんとうに欲しがっているものを、感じられるようになるのだ。」

研究所生活にも慣れてきたので、少々すなおに彼らのいうことを聞いてみる気になっていた私は、とにかくやってみようという気だけは起きた。しかし、いつまでやれるかはわからない。一日でだめになってしまうかもしれない。とにかく、一週間のつもりで始めた。すると、苦しかったのは初めの二、三日で、あとは楽な気持になってしまった。もう一日、もう一日と続けているうちに、けっきょく二十五日間もやってしまった。

この断食中のようすを、ちょっと書いてみよう。いちばんつらかったのは、始めてから三日目だった。指導部長に「とても続けられそうにない。」と弱音をはくと、「もう一日がまんしろ。」と言う返事だった。人ごとだと思って、ずいぶん簡単に言うけれど、そのもう一日の苦しかったこと。ゴザをむしって口に入れたいとさえ思った。しかし、四日目からは、空腹の苦しみはなくなった。そのかわり、口が苦《にが》くなったり、腹にガスが充満したり、吐きけがしたり、息苦しくなったり、筋肉が痛んだりした。

そして、それもだんだんとうすらぐと、十日目には、なんとも形容のできない、軽い感じの体になり、神経の心地よい落ちつきを感じた。

意外！　断食で健康がよみがえった

この十日目に私の驚いたことがおこった。それは血圧が百二十（断食前は百七十）、血沈《けっちん》が七（断食前は三十五）とノーマルになっていたこと。そして、赤血球が五百（断食前は四百）、白血球は七千五百（断食前は五千）となっていたことだ。いままで、いかにまちがった食事によって健康をそこねていたか——私はつくづくそう思った。

もちろん、断食中でも、ふだんと同じように生活する。私も、体操や瞑想を、ふだんのとおりに行なった。断食中は、血が浄化されるためだろうか、筋肉が柔らかくなって、体操がしやすかった。しかも、たいして疲労も感じない。ものを食べなければ動けない、と思っていた私の先入観は、完全にくつがえされた。まだある。汗がくさくなくなった。蚊がささなくなった。睡眠時間も少なくてすむようになった。

とくに感心したのは、指導部長の説明のように、自分の適不適食を感じはじめたことである。断食中でも、ときどきボンベイの町に出たが、肉屋の前では頭痛がした。

二十五日ほど断食をし、いよいよ明日から復食だという日に、医務室で体重をはかってみたら、たった八キロしか減っていなかった。私のつもりでは、三分の一ぐらいも減っただろうと予期していたのだ。「たった八キロしか減ってないよ。」と医務室の医者に言ったところ、「体重の三十パーセント減ったら死ぬが、それは三カ月ぐらい断食した場合に起こる。ひと月ぐらいでは、心配ないのだ。この長期断食の記録は、九十八日だ。」と答えた。

同じ断食でも、神経が混乱していると早く体重も減るし、死ぬことさえあるそうだ。登山の遭難者がその例である。ヨギが長期断食できるのは、瞑想と深呼吸法で脳波が安定しているので、エネルギーの消耗量が少ないためなのだそうだ。

身体検査のあとで、医者が、「断食の効果や危険性は、断食中よりも復食時にある。断食中の倍の日数をかけて復食するつもりになりなさい。復食時に、断食前と同じ物を食べたら、また同じ悪癖がつくから、何がおいしいか、何がまずいかを、体にきいて食べるように。」と言った。

復食後の苦しみ

復食はまず、ごく少量の玄米の重湯《おもゆ》から始まった。そして、野菜スープ、果汁から、だんだんと普通の食物にかえていった。私は、重湯一さじでも、元気がもりもりと出てくるのを感じた。食物には、こんなにスタミナを与えてくれる力があるのに、ふだんは、あの大量の食物を、むだな老廃物にしていたのだろう。まったくもったいない話だと思った。

だが、おいしいので困ったのである。きめられたごく少量では腹も気持も承知しない。もう少しほしくてたまらないのであった。二日目にアナンダに苦しみを訴えると、

「食べたらもっとほしくなるよ。断食の目的の一つは、意志で本能的欲求をコントロールすることにあるのだ。負けたらおしまいだよ。一週間がんばれ。そうしたら、欲求の方が意志にしたがうようになる。」と言った。話はわかったが、とにかくつらい。

五日間は重湯で六日目におかゆをくれたが、おかゆになると、さらによく消化するのか、空腹感を感じるのが早かった。八日目、アナンダに、おかゆでなく、ほんものの飯《めし》をくれと頼んだところ、「しようのないやつだ。効果をあげたかったら、がまんしろよ。特別に空腹をまぎらす方法を教えてあげよう。空腹を感じたら、水七、湯三の割合にしたものを飲みなさい。または、鼻をしばらくつまんでいなさい。ひたいをたたくのもよいだろう。」と教えてくれた。

これらの方法は、たしかに卓効があった。ぬるま湯は胃を落ち着かせてくれる。鼻をつまむのもいい。うなぎのかばやきの香《か》などかいで、鼻の穴を大きくすると、たしかに腹がぐうぐうとなりだすことを思いだした。うまいことを考えたものだ。

十五日目から、だんだんとかたい飯に帰り、二十日目に普通食になった。初日のかたい飯はさかず

きに二杯ぐらいのもの。私はこれを一口いれては、腹に入れるのがおしくて、百回ぐらいかんだ。この断食のおかげで、よくかむくせもついたのであった。

健康法から人間の可能性へ

この研究所にきた私は、すっかり健康を取りもどしていた。しかし、はたして、ヨガとは合理的な健康法のことなのだろうか。私は、こんな疑問をアナンダにぶっつけてみた。すると、「ヨガの目的は、自分で自分の肉体や精神をコントロールすることだ。いいかえれば、どんな苛酷《かこく》な環境に置かれたときでも、それに耐えられる肉体と精神を作ることにあるのではないだろうか。それは、人間という生物の持つ能力を、最大限に発揮する方法なのだ。」と言った。

あとでわかったことだが、ソ連やアメリカでは、宇宙飛行士の訓練に、インドからヨギを招き、ヨガを取り入れているという。ヨガが、あらゆる環境に対する適応性を高めるものであるのなら、それはごく当然のことだろう。宇宙征服にかがやかしい金字塔をうち立てた、アポロ十一号、十二号の成功も、おそらく、ヨガの力があずかっているのに違いない。

私は、ただ健康を取りもどしただけでは、気がすまなくなった。「人間はどこまで自分を思いどおりにできるのか。人間の肉体の能力は、どこに限界があるのか。人間の精神力とは、はたして何か。」――こんなことをつきとめたいという、強烈な欲望にかられたのだった。そして、このあと、パキスタンのユネスコ奉仕団に手伝いにでかけたりして、ブランクはあったにせよ、昭和二十九年から、私はこのヨガ研究所を中心にして、テレパシー、原始民族の性生活、人工冬眠などを見て歩いた。

三章　岩窟《がんくつ》の中のテレパシー

――人の心を読む秘法

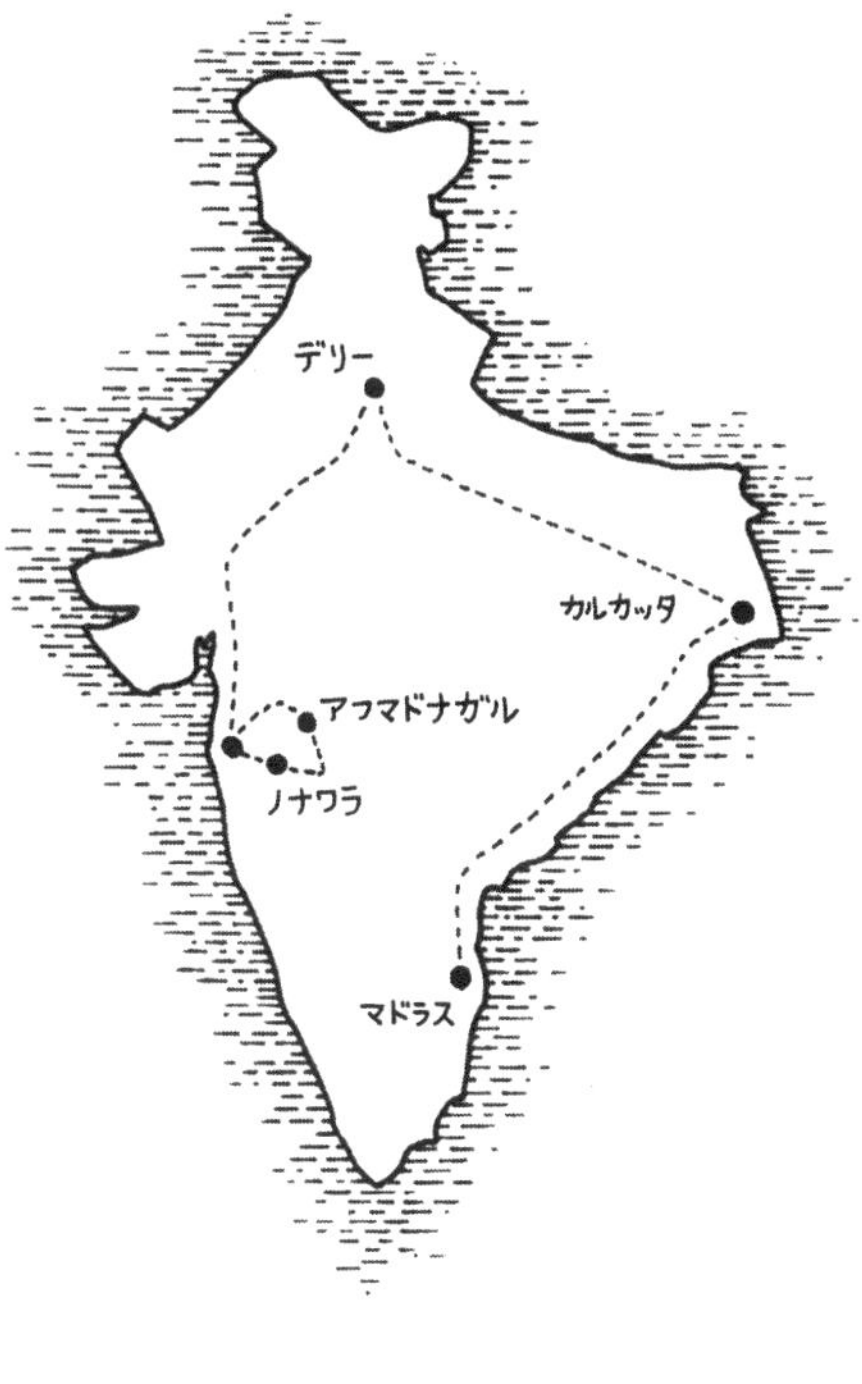

相手の考えていることがわかる術・テレパシー

透視術とテレパシーの名人

五月はインドのいちばん暑い季節だ。ある日曜日の朝、私たちは一日のレクリエーションをかねて、研究所からちょっと離れたところを流れている川に、水泳にでかけた。ヨガ健康法では、水泳を全身運動および呼吸法の練習によいとして、奨励しているのだ。

私が、日本独特の「ぬき手」を得々として披露《ひろう》しているところに、ウィンターが呼びにきた。走ってきたのだろう。息をはずませて、「ニュース、ニュース。」と叫ぶ。なんだとたずねると、「アフマドナガルの塾から、テレパシーと透視術の名人がきている。じきによそに行ってしまうらしいから、いますぐ会えよ。」というのであった。テレパシーとは、相手の考えていることを、文字や言葉を使わずに直接感じとることである。

テレパシーや透視術や催眠術については、二カ月ほどまえから、私たちグループの間で大きな論問題になっていた。きっかけは、私が以前、ジャイプールで会った透視術のおじいさんの話だった。この時、瞑想が得意なジョルジュ・デュロンがテレパシーの問題を、心理学者のハドソンが催眠術の問題を、持ち出したのだ。催眠術は全員肯定したが、テレパシーと透視術は、ハドソンが最後まで反対し、ウィンターとデュロンが肯定して譲《ゆず》らなかった。しかしわれわれのうちのだれもができないことなので、とにかく疑問として残しておいたのである。そこに、その名人が現われたのだ。それっとばかり、みんな丘にあがった。肯定論者のデュロンなどは、体もふかずに衣服をまとうと、われわれを残して、あたふたと行ってしまった。

テレパシーの名人は、名前をハリシャストリといって、われわれの想像とはちがって、まだ若い坊主頭の青年だった。デュロンがまえもって、頼んでおいたらしく、彼はすぐ実験にとりかかってくれた。デュロンは、否定論者のハドソンをまっ先にやり玉にあげた。「きみのマッチ箱と財布とを、彼の前に置いてごらん。」ハドソンがそのとおりにすると、ハリシャストリはしばらく目をつぶっていたが、やがてぽつんと、マッチ棒は二十四本、金は五十八ルピー十二アンナと言った。私たちは、それっとばかり、マッチ棒と財布の中身を数えた。まっさきにハドソンが、「ウアー。」と奇声をあげた。当たったのだ。デュロンがそれみろといわんばかりの得意顔で、ハドソンをつっついた。

つぎは、テレパシーの実験だ。私は、ハリシャストリの目の前に、タオル、茶碗、本、時計、万年筆などをならべた。そして、茶碗を私にくれて、万年筆をハドソンに与えるようにと心の中で強く考えた。すると、ハリシャストリはそのとおりにしたのだ。

彼は、遠くに離れていてもテレパシーができると言う。その実験として、ウィンターに「私はむこうの建物に行っているから、きみの思うことを強く思念してみなさい。」と言った。ウィンターと私たちは相談して、ヨギを一人連れてくるようにとの思念をした。するとどうだろう！　そのとおりに一人の若いヨギを連れてきたではないか。われわれが「どうしてわかるのか。」と尋ねると「わかるのではなくて感じるのだ。」と、わかったようなわからないような返事をした。

テレパシーは特殊能力ではない

おっちょこちょいのウィンターが、すぐぼくたちもやってみようと主張したので、四名が二人一組になって実験してみた。私とハドソンの組は終始だめだった。何も感じないからである。しかし、ウィンターとデュロンの組がうまくいくらしいので、見学することにした。ウィンターが紙きれに「コップに水を入れてオキに渡す。」と書いて、私に見せる。しばらく無言の時間が流れた。デュロンは、その間瞑想していた。やがて、デュロンはコップをハドソンに渡そうとしたが、思いかえしたように私のところに持ってきた。みんなが、「どうしてわかったのだ。」とたずねると、デュロンが、「なんとなくそうしたくなるんだ。」と言った。この経験は、私たちを大いに勇気づけてくれた。ハリシャストリは、テレパシーの能力について、つぎのように解説した。「動物どうしは、主としてこのテレパシーで感じたり、通信し合っているのだと思う。人間にも潜んでいる原始本能の一つだが、文明生活で使わないために退化しているのだ。ヨギといってもたくさんあり、私たちのように深山の不便な所で、動物と同じような生活をしているものにとっては、どうしてもこの能力を使ってそれにたよらなくてはならない。だから、しだいにテレパシーの能力の強い者が多くなったのだ。つまり、この潜在能力は誰にでも開発できるものなのだ。意識の束縛《そくばく》や感情の混乱は、相手の思考を受け取るのにいちばん大きな障害物だ。これを防ぐために瞑想行法をし、雑念をとりはらい、いつも心を鏡のようにみがくことがたいせつだ。そのためには、断食、呼吸法をするのがよい。腹のへった時は香りがよくわかるように、空白になった精神は要求や関心を吸取り紙のように吸収する。これが精神統一の練習であり、テレパシーの訓練なのだ。」と言った。

翌日の朝早く、ハリシャストリが、「どういうふうな訓練をしているか、もっとくわしく知りたかったら、いっしょに私たちの道場に行こう。そこには、私たちの大先生がいる。」と誘ってくれた。デュロンはすぐ同意した。私も、テレパシーの真偽をたしかめたいと思い、さっさと荷物をまとめ、ついていくことにした。

私たちの目的地は遠かった。ボンベイから汽車で約十時間のところに、アフマドナガルという町がある。その町で一泊し、そこからバスに四時間ゆられ、さらに徒歩で半日もかかる山の中が目的の道場なのだ。大先生は岩窟《がんくつ》の中に一人住んでいた。眼光の鋭い白髪の老人で、何歳ぐらいなのかもわからない。弟子たちはすべて、点在している岩窟で修行しているのだそうだ。

大喝の連続

その夜は、近くの岩窟の冷たい床に眠り、翌朝、デュロンといっしょに朝の挨拶にいくと、大先生がとつぜん、「朝めしの準備をやれ。」と英語でどなった。私が反射的に、「何人分ですか。」とたずねたら、大喝が響いた。「全員だ。今日は客もくる。」私にはなぜどなられたのかがぴんとこなかった。この大喝がはじまりで、そこにいた五日間、私たちは大喝ばかりくらった。大先生の命令はすべてとつぜんで、私たちの知らないこと、わからないことばかりを注文するのであった。たとえば、食事を運んでいくと、「わしの弟子のところへこれを持って行け。」と命令する。いったい、その弟子がどこにいるのかもわからないのだ。すべて、この調子だった。

ここに来てから五日たった。わけのわからないスパルタ式の訓練に、そろそろいやきがさしてきたところに、私たちを連れてきたハリシャストリが帰ってきた。私とデュロンのうかない顔を見て、「どうかね。」とたずねた。どうもこうもない、どなられどおしだと言うと、

「それは気のどくだ。しかし、テレパシーは何もむずかしいことじゃないよ。医学知識皆無の母親が、直感的に自分の子の病気を見分けたり、その生死を予感したりすることがあるだろう。それは、その母親が、自分を子供に捧げつくして、ただひとすじに思いをその子だけにこらしていて、他のことは何も考えないからだ。相手のことだけに意識を集中しつづけているとき、はじめてテレパシーを感じるのだ。」と言った。

つぎの日の早朝、ハリシャストリが、「大先生から、別の弟子のところをまわってくるよう命じられた。ついてくるか。」と誘いかけてくれた。「じいさんにどなられどおしでも、うだつがあがらないから、気ばらしに行ってみよう。」ということになり、私とデュロンは彼のあとについて行った。

岩窟道場の裏は、すぐ上りになっており、数多くの猿がいた。臭い空気がよどむ中、ゆらゆらと木もれ日の差すもと、落葉の厚く敷きつめられた山道を、約一時間ばかり、急に道がけわしくなった。弟子たちは、わざとあぶない場所を選んだのか、急斜面の岩肌をロッククライミングよろしくのかっこうで登る。やがて、やや広いテラスに出た。このあたりに岩窟を利用した修道場が点在しているとのことだ。やっと目的の弟子のところに着いた。

テレパシーと透視術の実習

マルクスの名を知っているヨギ

私たちが英語で来意を告げると、にこにこして、「そうですか。日本とフランス……遠いところからごくろうさま。」と、達者な英語で応対してくれ、自分で昼食を運んで来た。食後は、しばらく敗戦日本の内情のことに話が咲いた。とくに、戦後の日本の労働運動に話がおよぶと、そのヨギは、マルクス主義について、「いまのマルクス主義はまちがっている。真の共産主義は、人間の肉体が完全に自由になったとき、はじめて実現されるのだ。」と批判した。私たちはびっくりした。まさか、こんな山の中のヨギが、マルクスの名前を知っているとは思わなかったからだ。

やがて本題のテレパシーの話になると、そのヨギは、

「では、あなた方をもてなす意味で、私のテレパシーをごらんに入れましょうか。」といって、瞑想の姿勢にはいった。それまでとは、うって変わってきびしい顔つきだ。目を閉じ、微動だにしない。私たちも、なんとなく体を堅くして待った。十分もたったろうか。やがて目を開くと、

「いま、私は友人を二人呼んだのです。一人は、ベラプール町にいるのですが、明朝来るでしょう。もう一人は、ドンド町から、明日のお昼すぎに来るはずです。」

と言う。ベラプールやドンドといえば、アフマドナガルから少なくとも八十キロは離れているだろう。汽車で二時間はかかる。「いくらテレパシーの名人でも、脳の中で考えていることがとどくはずがないじゃないか。」そう考えたが、とにかくつぎの日を待った。

翌日、まだ東の空も明けきらないのに、ハリシャストリは、つぎの弟子のところへと出かけてしまった。私たち二人は、もうこのさきを歩く気がしなくなり、それに、ここのヨギのテレパシーの結果を確かめたいという気持もあって、ここに残ることにした。

お茶だけの朝食をすませたあと、私たちは、洞窟の入口にすわりこんで、これからの計画を話しあっていた。すると、ふいに小道の曲がり角から、一人のインド人があらわれたではないか。それがヨギであることは、身なりや身のこなしでわかる。

「おい。ほんとうに来たらしいな。」

と私が言うと、テレパシー肯定論者のデュロンは、

「テレパシーを使えば、ごくあたりまえのことだよ。もっとも、おれはできんがね。」

と言って、立ちあがった。

「来たくなったので来たのだ」

私たちは、そのヨギをつかまえて、あれこれと質問をあびせた。

「どうしてここに来たんですか。」

「呼ばれたからさ。」

「前から約束があったんですか。」

「いや、私はきのうまで、ベラプールの近くで瞑想行法を続けていたのだ。もう十日ほどつづけるつもりでいたけれど、ここで呼んでいることがわかったから、やってきたんだ。」

「どうしてそれがわかったんですか。」

「わかるというんじゃないね。なんとなく感じたんだよ。来たくなった、と言ったほうが正確かな。」

お昼すぎ、もう一人、ヨギがやって来た。質問の結果は、まえとほとんど同じだった。私はこのことを、私なりに考えてみた。

人間がものを考えると、大脳に、ごく弱い電気が流れる。そして、頭脳のまわりには、かすかな磁場のようなものができるのではないだろうか。相手のこの磁場を練習によって、受けとめられるようになれば、これがすなわちテレパシーなのだ。たとえば、道で久しく会わない人と出会って、「誰だったかなあ。」と考えながら振りかえると、相手もこちらを振りかえっていることがよくある。これもテレパシーのはしくれなのではないか。おたがいに、相手のことを強く考えていれば、大脳がそれを感じるのではないだろうか。

言葉でほんとうのことを表現するのはむずかしい。また、おたがいに嘘を言う場合が多い。恋人どうしだけでなくとも、なんとかして自分の思いを相手に通じさせたいし、相手の思いも知りたいと思う。この願いは、すべての人が持っている。これができたらどんなにすばらしいことだろう。

不必要な言葉は使わない

ここのヨギのカンの鋭さには、まったく驚いてしまう。日本に連れてきたら、新興宗教の教祖ぐらいにには、すぐなれる人だ。いわゆる、だまってすわればぴたりと当たる、なのである。水がほしいと思うと、すーっと持って来てくれる。こちらの思ったことが、そのまま通じるから、私の方からの言葉は不必要だった。彼も、私たちにむずかしい説明をするとき以外は、言葉を使わなかった。カンを発達させるためなのだろう。

この岩窟に着いたつぎの日、私とデュロンは森の中へ散歩に出かけて、三十分ばかり歩き回った。ふと、私は万年筆を落としたことに気づいた。万年筆は私の命のつぎにたいせつなものだ。毎日欠かさず記している日記やメモが、これからは書けなくなってしまう。二人で歩いた道を何回も往復して、約一時間も捜してみたが見つからなかった。あきらめて岩窟に帰ってくると、ヨギが私を見るなり、「万年筆を落としたのか。」と尋ねる。「そうだ。」と答えると、彼はぷいと出かけて行った。そして、十分後には私の万年筆を拾って帰って来た。私たちは、ただ顔を見あわせるだけだった。

彼は、自然界の変動も、すばやく感じられるから、災難にさきんじて対策することができるそうだ。

地図も磁石もなしに、どんな山奥でも道に迷わない。木の葉の育ち方、土や岩の乾き具合、風の肌ざわり、木の香りの変化、動物や小鳥の動向で、天候の急変を感じ取る。

夕食のとき、デュロンが、一つテレパシーの練習をしようと提案した。私も、「おれにもできるなら。」と練習を始めることにして、ヨギに指導を頼んだ。私が、「どうして媒介物なしに相手の考えていることがわかるのか。」と尋ねると、「深い関心を持ち合った恋人どうしには、なんとなく相手の心がわかるものだ。よく理解し合った者どうしなら、あれをくれと言われただけで、相手のほしがっているものがわかるだろう。」と答えた。

練習は、つぎの日の朝から始めることにして、ヨギはつぎのように、方法を教えてくれた。

「この練習は、はじめは二つに分けたほうがよい。ひとつは相手に感じさせる練習、もうひとつは、感じる練習だ。感じさせる練習とは、思念を強化する練習で、一つのことだけに強く強く意識を集中する練習（精神統一）をする。あとの感じる練習というのは、脳を無思考状態、すなわちくつろぐ（無心になる）練習だ。この二つを合わせたものが、ほんとうの瞑想だが、明朝から、しばらくは精神統一だけの練習をしよう。」と言った。

テレパシーの練習

翌朝、三時半に起こされた私たちは、体操を約一時間教えられた。その体操のおもなものは、さかだち、体を伸ばしたり、ねじったりするポーズ、手足をもんだり伸ばしたりして筋肉をゆるめる体操などである。体操のあとは外に出ての気合いを約三十回。これがすむと、すぐに水浴。これらの目的は、神経覚醒《かくせい》のためだ。朝は頭がぼけている。トップコンディションにするには、神経を覚醒し、体温を上げる工夫が必要となる。

つぎは午前五時から三十分の呼吸法（これは、ノナワラの研究所で習ったものと同じであった）。その後の三十分は、呼吸をととのえた。できるだけ呼吸をゆっくりし、その呼吸に意識を集中するのだ。これだけのトレーニングをすると神経がおちつき、頭のさえてくるのを感じた。そして、いよいよ本番になった。

午前六時半から精神統一の練習。これは意識的に一つのことだけに注意を集中して、他のことを気にしない。言いかえると、目的とする一つのことだけに意識を集中して、他を忘れてしまう練習だ。しかし、はじめての私たちにはむずかしいので、つぎのような練習方法をさせられた。

ヨギが壁に半紙大の白紙をはりつけた。このまんなかには直径三センチぐらいの黒い丸印が描かれており、その黒点をまたたきせずに凝視する。疲れたら、しばらく瞑目、その間も黒点から意識をはなさないのである。しかし、やってみると、すぐまたたきをしてしまう。またたきをしまいとがんばっていると、目が疲れて、涙さえ出はじめる。苦しくて注意集中どころか、雑念が起きてくる。それでも、とにかくやっとの思いでがんばったが、一時間もたったころには、ふらふらになってしまい、やたらと小便がしたくなった。

やっと午前八時半に休憩になったが、とても眠いので、ちょっとひと休みと横になったら、三時間も寝てしまった。デュロンはさすがに熱心で、平気な顔をしてやっている。私はやめようとも言えないので、午後はデュロンのやっているのを見学することにした。デュロンの結果を見てやっこさんができたら、おれも本気で練習してやろうと、ずるいことを考えた。デュロンはだんだん夢中になるようだ。そして持続時間も長くなってきた。

デュロンの話では、最初は壁の白と黒点とが、はっきり区別されて見えていたが、夢中になると、だんだんと黒点が大きく感じられ、壁全体が黒く思われてくるそうだ。しかし屋外から聞こえる猿の声や、風の音だけは、ますますはっきりわかると言う。

よしそれではと、練習をはじめてから三日目の午後、私も黒点の凝視につとめてみた。たしかに、わずかながら大きく、しかもはっきり見える。ねばりづよくつづけていると、意識的に見ようとつとめなくても、とにかく黒点だけに注意を集中している自分に気づいた。なるほど一つのことに注意を集中することを意識的にくり返していると、それが条件反射化して、ことさらの努力なしに注意を集中することができるようになるわけだ。

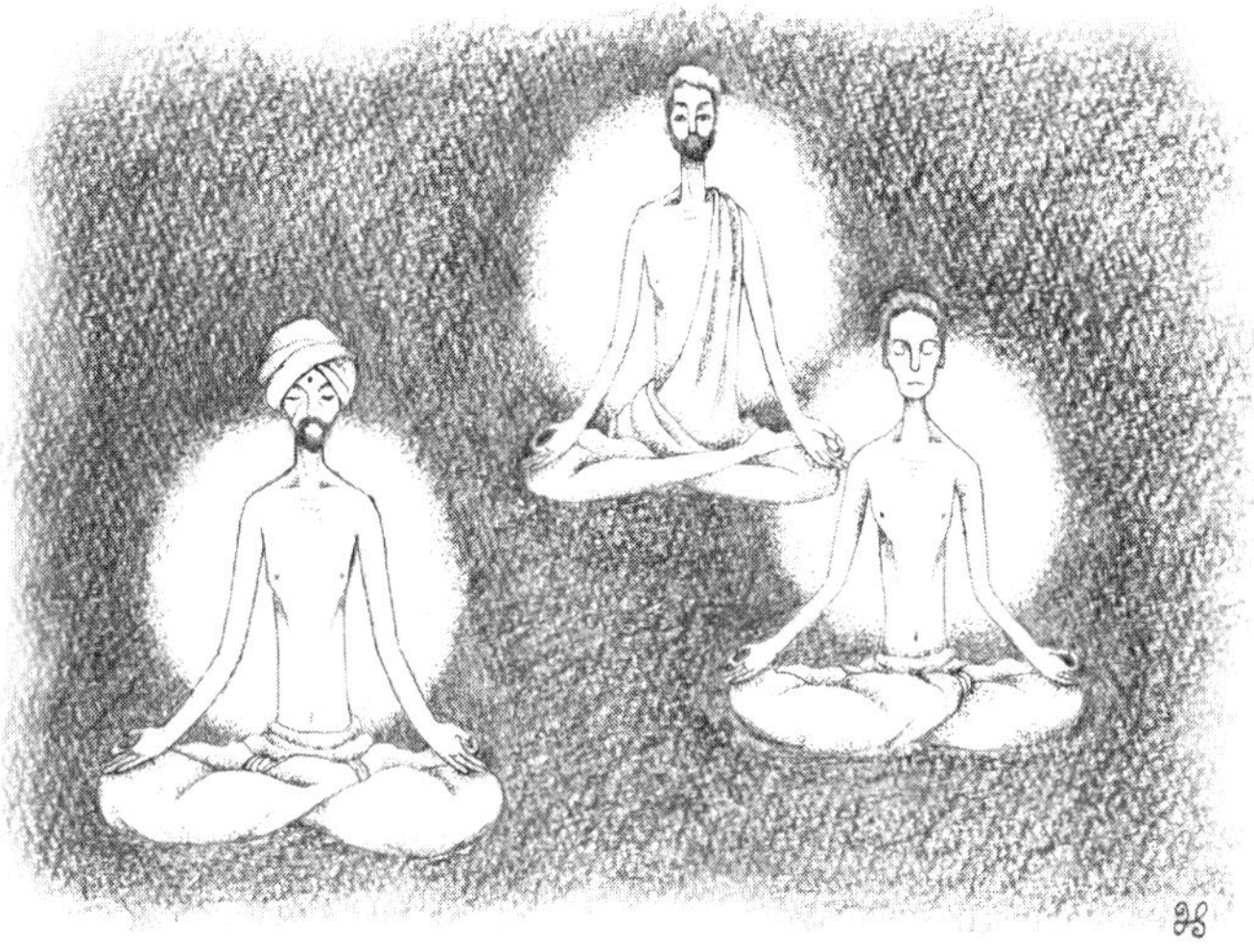

テレパシーの練習は、頭もよくする

　このテクニックが身についたら、自分の思いたいことだけに、強い注意力を集中できるようになるらしい。こうなったらしめたものだ。心が散らなければ、勉強や仕事の能率はいくらでもあがるではないか。つまり、精神統一の練習は、そのまま頭を上手に使う練習でもあるのだ。

「脳は、判断することを、一つだけ選ぶ。そして、ほかのことは、思考の外に置こうと努力するのだ。しかし、いつも雑然と頭を使っていると、いろいろな思考が、混乱して働くくせがついてしまう。それが、マイナスの力になって、判断力をにぶらせるのだ。」とヨギは言った。

　つぎは、第二段階の、感じる練習である。それは脳を無思考状態にすることが必要である。では、どうすれば不必要な思考をしないでもすむのか。

――ヨギは、「くつろげばいいのだ。人間は眠っているときが、いちばんくつろいでいる時だから、起きていて、この眠っている時のまねをすればよい。」と言って、つぎのような方法を教えてくれた。

まず、できるだけ呼吸を長く静かにする。呼吸が静かでゆっくりであるほど、感じる力は高まる。意識的にこういう呼吸を身につける練習をすれば、無心の状態にはいれるのだ。

つぎに、筋肉をときほぐす。深呼吸をすると筋肉はやわらかくなってくる。興奮していては、筋肉がほぐれず、くつろげないが、深呼吸は、精神的にも落ちつきを与えてくれる。エネルギーが集まりすぎていたり、疲れが残っていたりしては、筋肉がほどけないから、自分の好きなことをやって、エネルギーをある程度消耗しておいたほうがよい。だから食べすぎてエネルギーがありあまっていては、くつろげない。

デュロンがあてた！

四日目の夜、ヨギが「きょうはひとつ、感じさせる力と感じとる力のテストをしよう。」と言って、私たちの前に、封筒をおいた。そうして、「紙きれにきみたちの思う数字を書き、封筒の中に入れて、その数字を思念してください。」と言った。私は「86」と書いて、それをデュロンだけに見せ、封筒に入れて、相手に感じさせるために精神統一をした。私は自分の意識を八十六という数字に集中した。ヨギは一分ほど目をつぶっていたが、目を開くと、英語で「エイティー・シックス」と、ぽつりと言った。つぎに、デュロンに向かって、「二ケタの数字を三段書いて一つずつ思念してくれませんか。暗算してみせます。」と言った。これもぴたりと当たった。

つぎは、感じる練習だ。ヨギは私とデュロンの中間にマッチ箱を置いた。そして、「中に何本マッチがはいっているかを二人で感じとってごらん。」と言った。ヨギはその本数を知っていて思念を送っているらしい。そんなことが私にわかるはずがないではないかと思ったが、とにかくやってみることにした。私は呼吸をととのえ、呼吸だけに注意を集中して、無心になるように努力した。ときどき、くたびれてヨギの方をうかがうと、彼はじっと瞑想にふけっていた。

一時間半ばかりかかったとき、デュロンがメモに何かを書いて、私にそっと渡した。それには「8」と書いてあった。私はその紙片をヨギに渡した。彼はにっこり笑って「そのとおりだよ。」とうなずいた。当たったのだ！　ヨギが私に「調べてごらん。」と言ったので、マッチ箱をあけてみたら、たしかに当たっていた。

デュロンにどうしてわかったかと尋ねたら、「どのくらいの時間がたったのか、覚えていないが、とにかく無心にくつろぐようにと、目を軽く閉じていると、なんだか棒らしいものがぼーっとまぶたの裏にうすく映った。棒だな、と思っていると、棒の形もはっきりしてきて、数えてみると八本だったんだ。」と答えた。そう言うデュロン自身も、まだ納得がいかないらしく、「ぼく自身の力だけで感じたのだろうか。それとも、マッチの数をあらかじめ知っていたヨギの意識を感応したのだろうか。」

と考えこんでいたが、私にはどっちともわからなかった。

するとと、ヨギが、「もちろん、きみは私の意識に感応したのだ。箱の中にあるものを、透視しようとしたって、いまのきみには無理なことだよ。」と言った。つまり、デュロンはあのとき、まったく無思考の状態になり、ヨギの思考を感受したのだ。

つぎの日の朝、もう一度ということで、テストしてみたが、こんどは、私もデュロンも当たらなかった。するとヨギが、「あてようと思うと、その雑念がじゃまになって、当たらなくなるのだ。」と言った。

こうして、ノナワラのヨガ研究所を離れてから十四日がすぎた。そろそろ帰らなければならない。私たちは、帰り道の注意をことこまかに聞くと、岩窟の主に厚く礼を言って、そこを辞し、ノナワラの研究所へ帰った。

四章　ゴンド族の性生活

——文明人が失った性能力

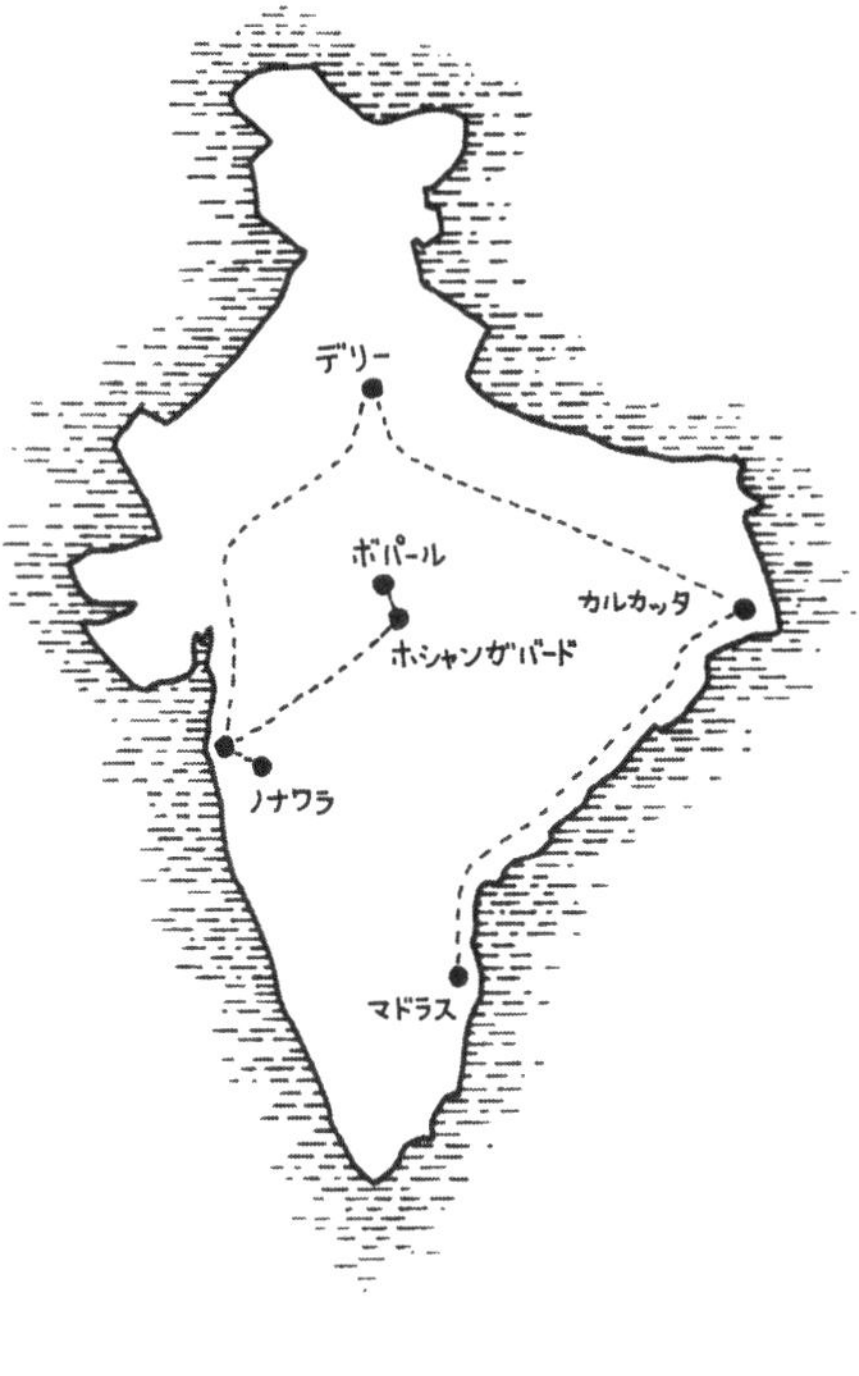

性を研究する「タントラ・ヨガ」

春画の大展覧会

昭和二十九年、そろそろ涼しくなった十月のある日、ノナワラ研究所の図書室のタントラ・ヨガ部門（ヨガの自己訓練法には五十七種類ある。その中でタントラ・ヨガとは性愛ヨガの意味）の棚から、いちばん上段にあった古ぼけた一冊の古書を、なにげなく引っぱり出してみて、おどろいてしまった。その本は、わずか七十ページぐらいの本にすぎなかったが、中には、さまざまな体位の男女の性交図が書いてある。ざんねんながら、文字は私には読めない。

ヨガはセックスのことも研究するのかしらと、好奇心も手伝って、その本のまわりの十冊ほど開いてみた。あるわ、あるわ。その中には、男女の性交図、男女別にした性能力強化図、体のいろいろな所に丸や矢印を書いた性欲のコントロール法や昇華法が書いてあった。

私は、大発見でもしたかのように、仲間のシェンク、ハドソンなどにこの事件を知らせた。彼らもすぐやってきて、目を皿のようにして読みはじめた。そして今度は、いつもすました顔をしているアナンダの部屋をみんなで訪問した。「ヨガは禁欲の教えかと思ったら、そうではないんだね。きみもヨガ専門研究者とは言っているが、どこかで適当にセックスを処理しているんだろう。」とつめよった。

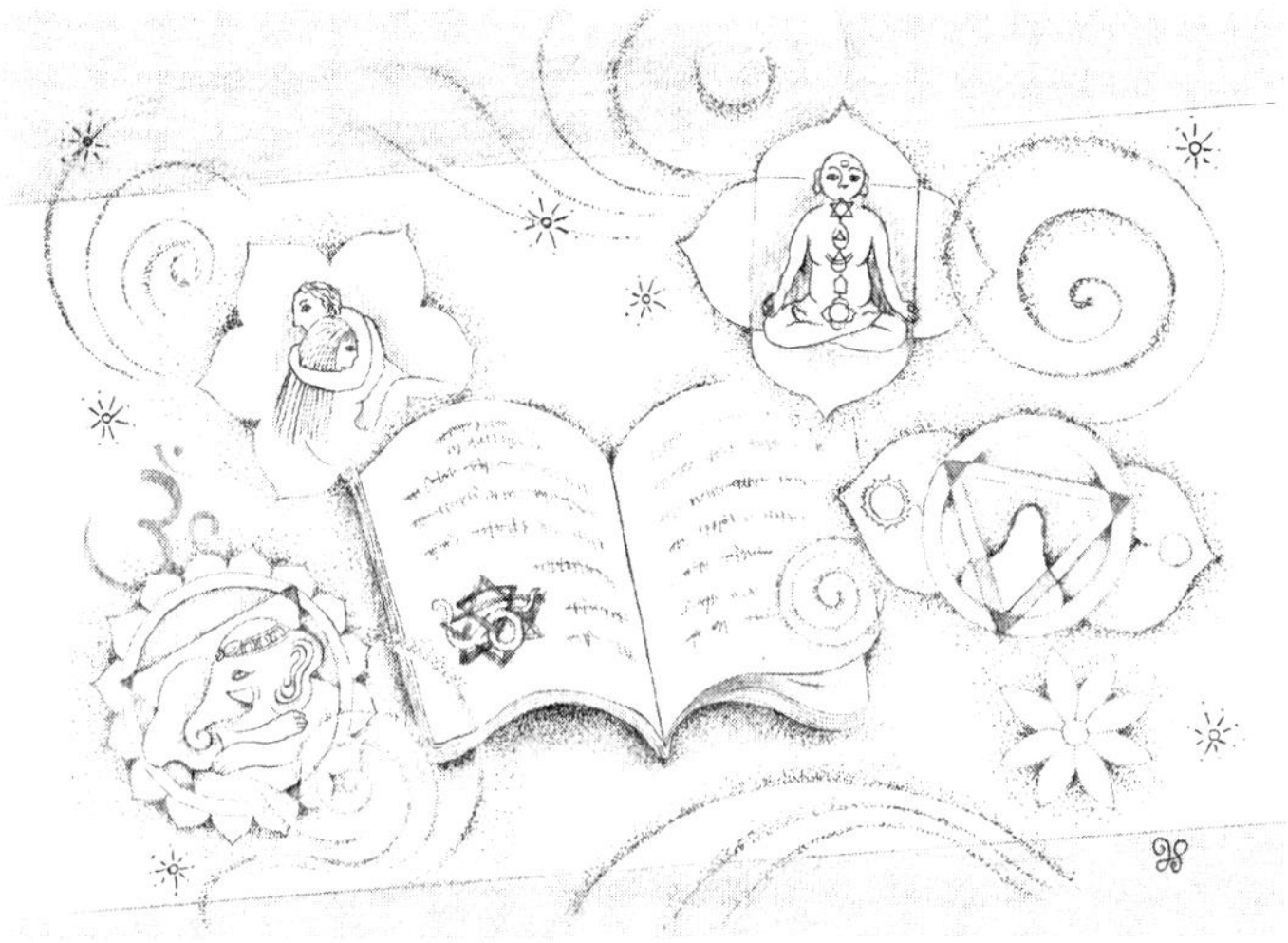

アナンダは、とつぜんの私の大声に、一瞬、目をぱちぱちさせ、驚いたような顔をしたが、にこっと笑って、こう言った。
「だれ一人、ヨガは禁欲だなどとは言ってはいない。きみがかってに禁欲だと思っているんじゃないか。ヨガは自分の能力を最高に開発すると同時に、その能力をコントロールする力をも身につける訓練法だ。私はずっとセックスは断っている。しかし特別に禁欲しているなどと考えたこともないな。なぜ、とつぜんそんなことを質問するんだい。」
こう言うので、私は見てきたばかりの春画の件を話した。すると、
「性欲は、食欲とともに二大本能の一つとして、重要なものだ。だから、その能力の高め方、活用の仕方、コントロールの仕方を、人生の重大問題

の一つとして研究しているのだ。だが、高め方、活用の仕方があっても、コントロールの仕方が加わっていないとヨガにはならない。性典カーマスートラは、ヨガの影響を受けてはいるが、性能力の高め方だけのせて、コントロールの仕方はのせていない。これがヨガとのちがいだ。この研究所では、ヨゲンドラ氏が、タントラ・ヨガの専門家だから、くわしいことは彼に尋ねてみなさい。」と答えてくれた。

性を自由にあやつる法

その夜、ヨーロッパ人およびインド人の男女約三十名が、ヨゲンドラ氏をかこんで、セックスについて、話を聞いた。この中には医者も三名加わっていた。ヨゲンドラ氏は、もう七十を越していると思われる老人。ふさふさした白いあごひげと、柔和なまなざしが、この人の気品をあらわしている。「タントラ・ヨガは、つぎの二つに分けられる。第一は性能力の強め方、性感の高め方であり、男女両方の立場から研究している。もう一つは、その高めた性能力をどうすればコントロールできるかである。しかし、それを実際に体験するまえに、人間本来の性の姿を知る必要があると思う。それには性交が自然に行なわれていた太古の時代を研究するのがよい。もちろん、それをうかがい知る方法はない。だが、幸いなことは、このインドには、いまだに原始的生活をしているものがいる。私がジャングルで修行していたとき、この目で見たことがあるのだ。彼らは、祖先同様の自然な性行為をしている。その姿は文明人には想像もつかないほど、自然であり、エネルギッシュである。ぜひ見てくることをすすめる。」こう言うのだった。

この話以来、私たちグループは、原始生活者のセックスに、すっかり好奇心をもやしはじめた。

さっそく私はシェンクを誘って、研究所の図書室で調べはじめた。やっと、インドにいる原始人に関する本二冊を見つけだした。これで概略的なことはわかったが、この二冊だけではものたりないので、シェンクやハドソンたちをも誘って、ボンベイの図書館に出かけて、手分けして調べてみることにした。

なかなかつかめないゴンド族の実態

わかったことは、インドには原住民族が約三千万もいる。現在は約四百の部族に分かれて、全インドに散在しており、ゴンド族は、その一部である。大部分のゴンド族は、町や村に出てきて物々交換をいとなんでいるが、その中のごく一部が、いまだにジャングルの奥深くで、原始時代そのままの生活をしている、と書いてあった。しかし、どの本にも、彼ら原始生活者たちは、異人種をおそれて寄せつけないし、近寄った者はほとんど殺されてしまうので、政府も近寄ることを禁じている、とあった。せっかく詳細がわかったとよろこんだ私たちは、いっぺんにこの記事で失望してしまった。

ところが、ある日の朝、世話ずきなシェンクが、グッドニュースといってばたばたと飛びこんできた。それは、イギリス宣教師のドナルドという人が、比較的ひらけたゴンド族の女と結婚しており、原始生活に関する著書も出しているそうだから、彼の紹介を受ければ、ゴンド族の中にはいれるかもしれない、ということであった。

よろこんだ私たちは、ふたたびボンベイの図書館にドナルド氏の著書を捜しに行った。そして一九四一年版の『ザ・ゴンド』という名の分厚い本をやっと見つけた。心理学者のハドソンがそれを買い、持ちかえって、内容を私たちに報告した。

それによると、ゴンド族は中央州を中心に広く点在していて、約二百万近くおり、その中には、他人の前でもまた日中でも、平気で性行為する部族さえあり、その性能力の強さにはおどろくべきものがある、とのことである。もし、そういう部族に会えたら、こんな興味ぶかいことはないと思い、ドナルド氏の住んでいるという中央州ホシャンガバード（ノナワラから約五百キロはなれた所）のキリスト教の教会に手紙を出した。

八日目に返事が来た。それはドナルド氏の夫人からであり、夫はすでに死亡しているが、自分はゴンド出身であるから、できることなら助力を惜しまないとのことであった。そこで私は、ハドソン、シェンクを誘って、ドナルド夫人をたずねてみた。

ゴンド族とのかけ橋をつかむ

ドナルド夫人は、六十年輩に見えた。髪はまっ白だ。丸いだんご鼻が、インド人というより、日本人のような顔立ちに見える。ぽつりぽつりと英語で話をした。それを要約すると、夫人は、ドナルド氏の教会に女中として働いているときに結ばれ、氏の死後も、町の中で生活をしているとのことであった。

ドナルド夫人の説明では、白人はあぶないから行かない方がよい。オキは有色人種だから、だいじょうぶだろうと思う。彼らに近づく方法としては、彼らの中で、この町に住みついて普通人と同じような生活をしている者があるから、その人に連れていってもらえれば行けるとのことだった。

そこで彼女は、まずこの町に定住して、庭男をやっているゴンド族の男を紹介してくれた。この男は危険な旅行の案内人としては、きわめてふさわしく、かなりの消息通とのことであった。そして、英語も上手だとのことだった。ハドソンとシェンクの両君は旅行を断念して、ナノワラに帰ることになった。けっきょく、私と案内人の二人だけで出発することになった。私たちは、テントを借り、食糧その他の準備も万端ととのえて、十一月三日出発した。出発に際して、カメラを置いていくように注意された。彼らは、カメラを鉄砲とまちがえ、恐れるのだそうだ。

解放されたセックス

半原始人に出あう

私たち二人は、ホシャンガバードとボパールの中間にある、駅員もいないような小さい駅ビリーで降り、案内人につれられて森の方へ向かって歩きはじめた。

私たちが目ざすのは、未開なゴンドの中でも、もっとも未開なグループだ。まったくの裸体で生活し、人前でも、堂々と性交を行なうという話である。

案内人自身もそんな原始生活者たちのことはよく知らないから、途中で半原始生活者の村で、道を尋ねながら行く、と言った。これにはちょっと心細かった。

半原始生活者は一カ所に二、三年ぐらい住んでから他に移動するが、純原始生活者たちは三、四カ月から一年ぐらいで、転々と移動してしまう。だから、どこにいるかわかりにくいのだとつけ加えた。

とにかく私の胸は、日本では見ることもできない原始生活者たちに会えるのだということと、大昔のままのセックスをうかがい知ることができるのだという好奇心で燃えていた。

歩きはじめてから二日目の昼ごろ、消えたり続いたりしている森の中の道を歩いていると、行く手にがやがやと人声がしてきた。何者だろうと案内人にたずねたら、あれが半原始生活者たちで、村の市場に物々交換に行くところだと説明してくれた。私は、どんな人たちだろうかと好奇心に燃えて待ち迎えた。来た、来た。老若男女十五人ばかりのグループで、女は腰巻だけ、男は木の皮のふんどしにちょんまげ姿。とくに、若い娘はふんどし姿をしていた。案内人が、あれは未婚のしるしだといった。とくに娘たちの乳房やヒップの発達のすばらしさには、嘆声《たんせい》をあげてしまった。

なるほど、彼らは一般のインド人とちがってだんご鼻だし、色がばかに黒い。毛皮と薬草らしいものを手にさげている。案内人は、私にわからない言葉で彼らと話しだした。案内人が、彼らは一日半かかって来たらしいが、私たちの足では彼らの村には、二日かかれば着くだろうと言った。われわれはまた出発した。

森は乾燥地帯のためか、あまり大きな木はなく、トゲのついた木が多く、数多くのうさぎ、猿、りすを見かけた。ジャングルとはいっても、うっそうとした森とはちがうのだが、奥に近づくほど木が多くなってきた。案内人の話では、おおかみやいのししはいるが、虎はいないだろうとのことだったが、とにかく夜寝るときには、二時間交代でたき火の番をした。

出発してから四日目の午後四時ごろ、初めて半原始的な生活をしているゴンド族の部落に着いた。彼らは、ふつうのインド人よりも、もっともっと色が黒かった。男も女も、長い髪をうしろでたばねて、ポニーテールのように結んでいる。女は布の腰巻をつけているが、大きな乳房を惜しげもなく見せつけている。私は、すこし胸がどきどきした。異邦人にはなれているようで、リーダー格の大男が、のしかかるように顔を近づけながら、なにやらわけのわからないことを言った。私は、仕方がないので、ただにこにこしていた。

その晩、私たちは部落長の家に泊めてもらった。草をあんで作ったむしろの上に、ごろ寝をするのである。おどろいたことに、人間も家畜のうしも、いっしょに寝るのだ。いままで、ずいぶんいろいろなところに寝たが、うしとベッドをともにしたのは、これがはじめてだった。

翌朝、早々に出発した。そして、その日の夕刻、第二の半原始部落についた。

目の前を闊歩する全ストの女性

さいわい、そこからさらに二日ぐらいの行程の所に、目ざす純原始部落があるとのことだった。まず、私たちの訪問を許してくれるかどうかを確かめなくてはならない。そこで私たちは、案内人と半原始部落の男を使いとして、ひとあし先に偵察に行ってもらった。とつぜん行ってはあぶないからである。三日後に訪問の許可をもらってきたので、その第二の部落を出発した。こうして、十一月十三日の朝十時ごろ、待望の純原始部落につくことができたのであった。

なるほど、純原始部落らしく、男女ともに全裸体であった。覚悟はしていたものの、全スト女性が目のまえを行ったり来たりするのには、不本意ながら興奮してしまった。家は五十軒ばかりで、ばらばらに点在していた。家といっても、四すみに高さ二メートルぐらいの丸太を建て、地上一メートルぐらいのところに床が張ってある。草ぶきの屋根がのせてあり、まわりを草のスノコで囲ってあるくらいのもので、付近には家畜の犬とにわとりがいた。

彼らは、あらかじめ私たちのことを知らされていたのだろう。おとなはにこにこしながら迎えてくれた。が、子どもたちは人見知りをするらしく、家の中から、目だけ光らせて、こちらを見ていた。案内人の話では、私がインド人ではなく、しかも東洋人なのがよかった、という。そのわけは、ふつうのインド人は、よく村人をだますので、きらわれているらしいとのことだ。

中央州の夏は、インドでも名だたる暑さだが、十一月のこの森の中は、日本でいえば九月の気候だ。私は、なんだか自分のいなかに帰ったような、のんびりした気分になってしまった。しかし、あまり、そんなことを言ってはいられない。私たち二人は、分散して泊めてもらった。

私と案内人は、「郷に入ったら郷に従え」ということわざを守って、できるだけ裸になった。とはいえ、どうしても、パンツまでぬぐことはできなかった。

私の泊まった家は、三十代の夫婦と十四歳ぐらいの娘、十歳ぐらいと四歳ぐらいの男の子の五人家族であった。部屋は十畳ぐらいの大きさで、家具は一つもない。丸太を敷いた床の上には、干し草が五十センチぐらいの高さに敷きつめてあり、夜はその中にもぐりこむわけだ。それは、ほの暖かく寝心地のよい天然布団《ふとん》であった。

強烈なセックスのスタミナ

第二日目の夕刻だった。外がまだいくらか明かるいのを利用して、戸口のそばでメモを整理していた。すると、私の背後で異様な息づかいを感じた。はっとして振りかえると、私はとうとう見たのだ。そこには、夫婦の座位の性交がくりひろげられていた。

目前に展開される悲鳴に似たあえぎ声。それに伴ったはなばなしい男女の性交運動。予期していたとはいえ、私はしばし、あぜんとして凝視しつづけていたのであった。運動したり中休みしたりして性行為はなんと二時間近くもつづいた。その間、外から子どもが帰ってきたが、いっこうにとんちゃくしない。子どもの方でも慣れているらしく、食べ物をあさると、また外に行ってしまった。始まってから三十分もたつころには、私は興奮と緊張から尿意を催してきた。そこで、そっと立って外で小用をたし、頭をひやした。夕暮れの空気がうまかった。

これがはじまりで、私たちは、部落にいる十日の間に、幾組もの性交を、昼夜、家の中や野外で見学するチャンスを持った。行為中の彼らは、社会や夫婦などの絆《きずな》から完全に離れた男女そのものになりきって、自由にセックスを満喫しているように思えた。彼らには文明人の頭の中にあるような、罪の意識とか、恥ずかしいとかいうような心のブレーキがないらしい。

彼らの性交の特徴は、しばしば体位を変えることだ。しかも、そのリードは女性がやる。体位を変えることによって刺激部が変わるから、男性の射精はコントロールされ、持続時間の延長ができるようだ。また、男は行為後に何かを飲んでいるのも見た。案内人に水かと尋ねたら、ニンニクとショウガの汁を果汁酒に漬けたもので、気付け薬だと言った。この興奮刺激剤で、文明国の男性にはつきあいきれないものすごい後戯までができるらしい。

文明人よりも発達している性のテクニック

私と案内人とは、一日に一度会って、二人が見学してきたことを話しあった。ゴンド族の出身である案内人のほうが、私よりもびっくりした面持《おももち》だった。おたがいに意見の一致を見たのはつぎのようなことだった。

ゴンド族の方が、文明人より、セックスのテクニックや、体の興奮の仕方の違いを研究しあっているのではなかろうか、ということだった。

とくに女性は、その感覚を高める刺激や訓練を幼児のころから実行しているように見受けられる。たとえば、女性はよく鳥の毛でできたブラシで、乳房、腹部、内股《うちまた》、耳の穴、掌《てのひら》、足の裏などを刺激しているが、これは性感帯を発達させることに役だつのではないだろうか。

そういえば、つぎのようなこともあった。ある日の午後、野原にトイレに出かけたときのことであった。十二、三歳の娘が草の上に寝ころんでいた。昼寝かと思って、何気なく目をやると、足を開いて膣部《ちつぶ》に何かを当てているように見えた。

子どもだからかまわないだろうと近寄ってみると、直径六、七センチぐらいの竹筒を局部に入れて日光浴をしているらしい。どうやら、これは性器発達の一法らしい。

もちろん、セックスの感覚を高める方法は女性に限ったことではない。この部落の十歳ぐらいの男の子は、みな陰茎に二、三カ所紐《ひも》を巻きつけている。案内人に聞くと、勃起《ぼっき》した陰茎にでこぼこをつけるのがその目的ではないか、とのことだ。なかなか、うまいことを考えたものだと、私は感心した。また、おとなの男たちも、内股をさすったり、話しながら睾丸を引っぱったりしていた。この無意識的刺激が、そのまま性器を強化していることになるのではないだろうか。

もう一つ、おもしろいことに気がついた。それは、彼らは性交後に、かならず体をねじるような運動をしていることであった。あれで疲れをとってしまうから、弊害が残らないのではないだろうか。

また、セックスは、とうぜん食事と関係することなので、彼らの食事にも目を向けてみた。第一の特徴は、なんでもなまで食べることだ。そのおもなものは、蜂蜜、山ニンジン、山ゴボウ、豆類、ゴマ、ニンニク、玉ネギ、ショウガ、トウガラシ、山イモ、山イチゴなどがあった。ヒエ、アワ、昆虫、乾燥した蛇の肉、木の根や葉、野草などは、蒸したり焼いたりして、食べていた。調味料は全部植物汁や、乾燥果実であった。

彼らの排泄力はじつによく、おとなでも赤んぼのように何回でも排便していた。また彼らの中には、肥満者は見受けなかった。みんな肉のひきしまった痩《や》せ型だった。そして、じつに軽々と動作していた。また、よく昼寝をすることにも気がついた。

性能力を高め、コントロールする方法

性能力を高めるだけでは不十分だ

十日間滞在した私たちは、十一月三十日、ノナワラの研究所に帰ってきた。
「どうだった？」と、興味ありげな顔が、私をぐるりと取り囲んだ。
「いや。たしかにすごい。とにかく、二時間も猛烈なやつが続くんだ。とてもまねができたものじゃないよ。」

私は、見てきたおどろきを、くわしく報告した。すると、シェンクから、こんな意見が出た。
「たしかに、そりゃすごいね。しかし、あまり感心ばかりもしていられないな。ゴンド族は、きみの言ったような社会に生活しているから、自由奔放にセックスができるんだ。もし、ぼくらがニューヨークのタイムズ・スクエアかなにかの道の上で、ことを始めてみろよ。たちまち御用になっちまう。われわれにとって必要なのは、セックスを強くし、つぎにそれをコントロールすることだ。」

たしかにそのとおりだ。私たちは、ふたたびヨゲンドラ氏に、ゼミナールをお願いした。

約三時間にわたっていろいろと性問題に対する討議がつづいたが、最後にヨゲンドラ氏が次のように結論をまとめた。

第一に、性欲は本能ではあるが、そのテクニックや性感は、学習しなくては発達しないものであること。

第二に、男の性感と女の性感は、生理的にたいへん違っているものだが、文明社会では、男女の違いについての理解が欠けていること。つまり、文明社会の性研究は、男性中心的にかたよりすぎているために、女性の性が無視されている。このために社会がうまくいかないのだ。むしろ性行為は、女性にリードさすべきであること。

第三に、性能力は、体のほかの部分と同じように、訓練しだいでいくらでも高まること。タントラ・ヨガで取り上げるのはその方法である。しかし、タントラ・ヨガは、ただその高揚法だけをとりあげているのではない。性欲のコントロール、性能力の他方面への活用なども行なう。

スタミナをつける体操と食事

そこで、ぞろぞろと体操場に行った。恥ずかしそうににやにやしている者もあれば、すましているのもいる。が、内心は、「おれもセックスに強くなれるぞ。」とほくほくしているにちがいない。白状すれば、私とて、「ゴンド族なみになれるかな。」と、ひそかに期待をしていたのだ。

まずホルモン腺刺激の体操として、さかだち、逆さかだち、うしろにそる体操、内股開きをした。これらは脳下垂体、甲状線、副腎、性腺を刺激して、ホルモンの正常な分泌をうながすのだそうだ。

つぎに手を強く握り、肛門をしめ上げながら体をもちあげる、アシュビニムドラという体操。たしかに、肛門をしめると、性器に一種の刺激がつたわった。

このほか、ひざを開く体操、胸を張る体操、尻をうしろに引く体操、腹筋や腰筋の強化体操もあわせて行なった。腰部の骨髄からは性をつかさどる神経が出ているため、これを強化、柔軟化するのが目的だ。

ちょっと変わったものでは、足首を曲げて力を入れ、おや指に力を入れる体操がある。腰腹部に力をつけ、腹圧を高めるためだ。ヨゲンドラ氏は、「中国の纏足《てんそく》は、この目的のためになされた。もっとも、あくまでも男性のためにだが。大根足《だいこんあし》、足首の太い者、がにまたで歩く者は、性能力が弱いから、とくに、この体操をする必要がある。」と言った。

これらの体操と並行して、私たちは呼吸法を習った。それは、吐く息に力を入れ、吸った息をできるだけ長くとめるのだ。「吐く息の長い男性ほど、行動力、持続力があり、止息力の強い女性ほど収縮力が強い。呼吸の長短強弱を自由にコントロールできれば、自由に感覚を変化させたり、持続させたりすることができる。」と、ヨゲンドラ氏が説明する。

体操がすむと、私たちはその場にすわりこんで、食事の注意を聞いた。食欲と性欲の中枢は同じ場所にあるから、食生活がでたらめだと、性能力も異常になる。たとえば、ビタミンBの欠乏や血糖の過多によって、興奮力が衰え、満腹すると神経が麻痺する。肥満者の動作が鈍く、感覚も鈍いことが多いのは、このためなのだそうだ。

「性能力を高める食べ物としては、豆、肉、卵、牛乳がよい。それに刺激物（ニンニク、玉ネギ、カラシ、ニンジン、それにショウガなど）をあわせてとると、栄養がむだなく活用される。気をつけなければならないのは便秘だ。腹圧を低くするので、性能力を弱くするのです。」

性欲をいかにコントロールするか

ここまでなら、体操という変わった方法があるにしても、ありきたりの強精法とたいした違いはないかもしれない。が、こうして強くしたセックスを、銀行預金のように、自由に引き出して使うのである。現代の生活は、ゴンド族のように、欲求があればすぐ解決できるものではない。欲望を自分の意志に従わせなければならない。そこに、タントラ・ヨガの意義があるのではないか。

ヨゲンドラ氏が、この性欲コントロールの原則を、つぎのように説明してくれた。

「性欲が起こったときは、筋肉が硬化して、神経が高ぶっているのだ。この緊張を人工的に解くための方法を考えればよい。」そう言って、彼はつぎのような実際の方法を教えてくれた。

①深呼吸を繰り返す。神経の興奮が静まり、筋肉がゆるんでくる。

②筋肉をこまかくゆすぶって、ときほぐす。

③緊張していると骨盤がしまる。そこで足を開く運動、後ろにそる運動をすると、おさまる。

④　血液の中に、刺激剤や、酸性物があると興奮しやすいから、刺激の少ない食べ物、ミネラルの多い食べ物、すなわち淡白な味の野菜類を食べる。しかも小食にしているとよい。食べすぎると食中枢が興奮し、その興奮が情緒中枢を刺激して、性中枢まで興奮させてしまう。

私は、ヨガ研究所での生活で、なぜ、性欲に苦しまなかったのか、ふしぎに思っていた。その解答が、これらの性欲コントロール法のなかにあったのだ。つまり、ここでの生活が、そのまま性欲コントロールの方法でもあったわけだ。そして、その後も、私は不要な欲望にわずらわされることなく、生活できたのである。

五章　一カ月も冬眠する人間

——精神で肉体をコントロールする

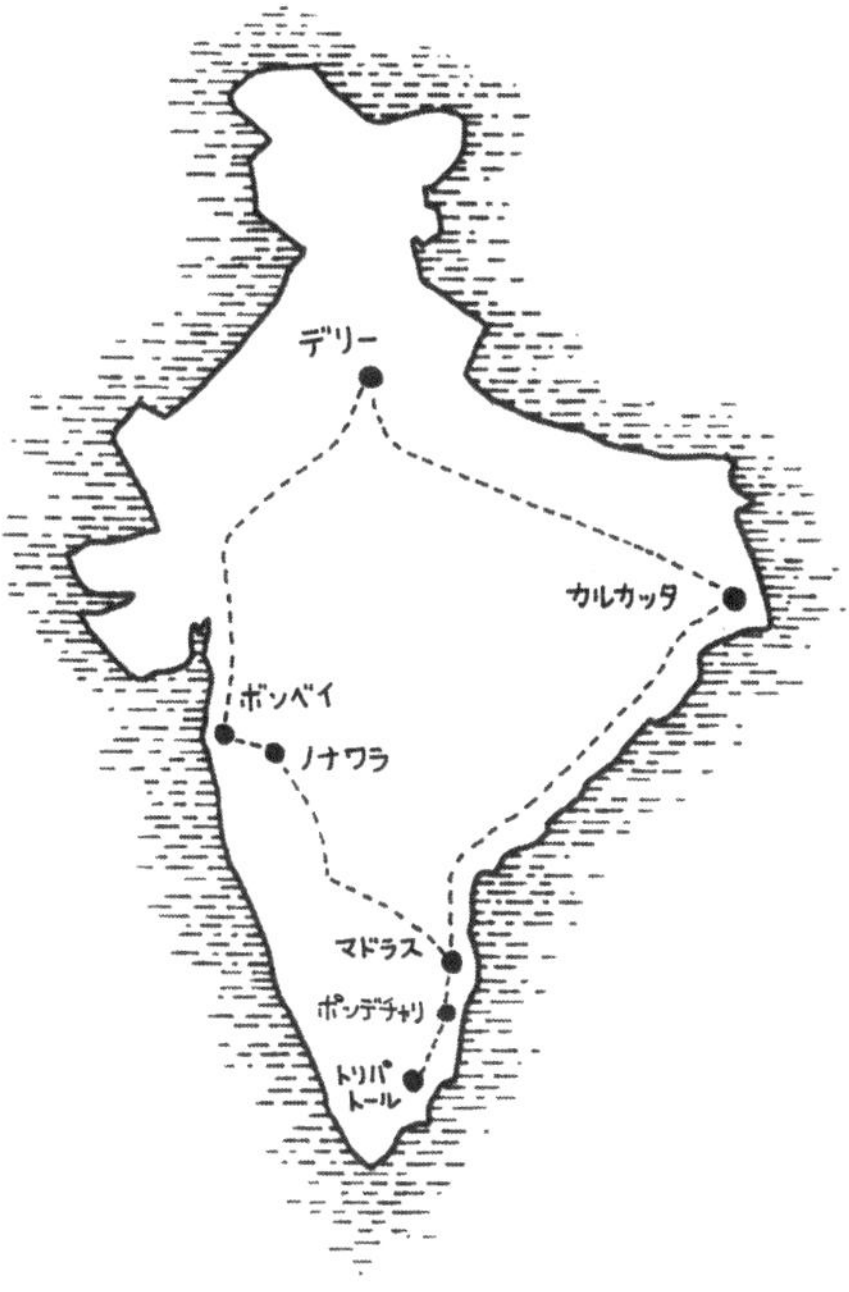

体じゅうが自由に動かせる人間

蝿を追いはらう馬のようなヨギ

ゴンド族の探検と話は前後するが、昭和二十九年八月のある夜のグループ自習のとき、肉体を自由に動かすヨガの行《ぎょう》について話が出た。ちょうどこの日は、一人のヨギも出席していた。ウィンターが、

「世間の人は、不随意筋を動かすというのは特殊能力か、特異体質であるかのように思っているが。」

と言ったとき、この若いヨギが、ただちに反論した。

「そんなことは、私にだってできる。きみだって、練習しだいでできるようになるんだ。ちょっと実験してみせよう。」と、シャツをぬいだ。

しばらく呼吸を整えていたかと思うと、腹筋が背中にくっついたように引っこんでしまった。内臓はどこに行ったのだろうかと思えるぐらいだ。するとこんどは、左腹だけがとび出し、つぎは右腹がとびだした。かと思うと、猛烈な早さで、左右を交互に出しては、波うたせはじめた。上下左右と交互に出入りはじめたときは、腹がくるくると回っている感じであった。私たちは、目をみはったまま、ただ「うーん」とうなっているだけだ。ウィンターなどは、持っていた万年筆を落としてしまうほどだった。

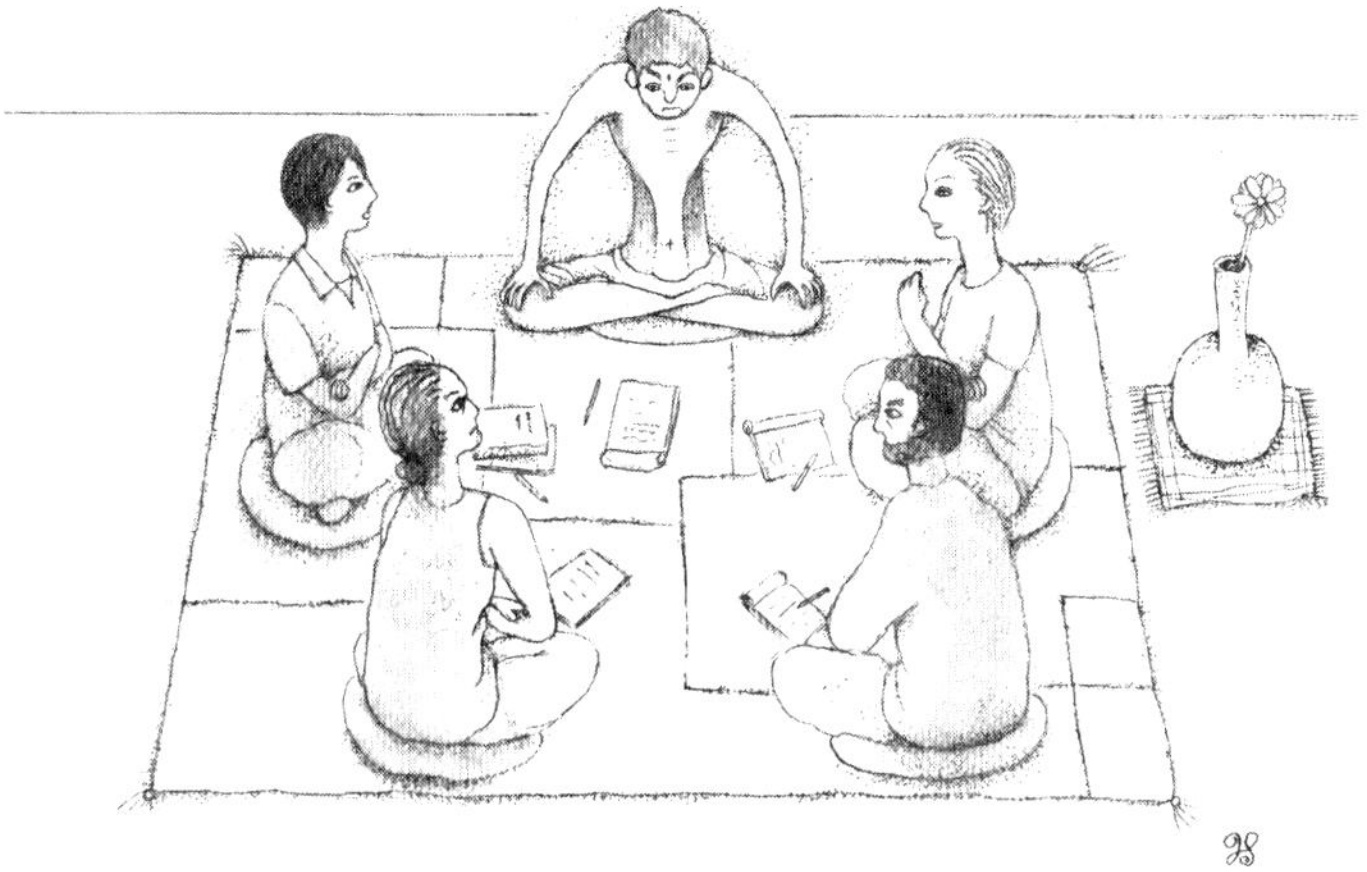

ヨギはちょっと一息つき、「これからが始まりだ。今までのはちょいとウォーミングアップしたんだ。つぎからは、内臓を個々別々に体操させる。はじめは胃だ。」と言って、動かしはじめた。まるで胃を外にとり出して、手で引っぱったり、ちぢめたりしている感じだった。左右に動いたかと思うと、ぐるぐるとまわる。小さく波立ちもする。まるで指を思いのままに動かしているようだった。こうして、肝臓や腎臓など、ひととおり動かしてみせたのだ。これが終わったとき、「こんどは、身体じゅうどこでも動かせる者がいる。呼んであげよう。」と言った。来たのは六十歳だが、一見三十歳代にしか見えないヨギだった。このときはアナンダも参加していた。ヨギは、アナンダの合図で実演を始めた。

まず耳がひくひくと動いた。左右交代にして、ばたばたと音を立てるかと思うほどだ。頭皮を動かしたときには、左右の顔が違ってくるので、じつにおもしろい人相になり、思わず笑ってしまった。つぎは鼻だけの体操、目玉の左右に違った動き方をさせたときには、爆笑と拍手がまき起こった。あたかも、チャップリンの映画を見ているようだった。

顔がすむと、今度は体じゅうを、部分的に動かしはじめた。背中や手足の筋肉も、部分的にぴくぴく動く。まるで牛や馬が、蝿を追うようなぐあいである。それがすむと、ヨギは、あっけにとられている私たちを交互にながめまわした。デュロンが思わず「動物みたいだな。」とつぶやいた。すると、「そうだよ。人間だって動物に近かったころは、こんなことができたに違いない。できないのは退化したことだ。このくらいのことは訓練しだいでできる。特殊能力なんかじゃないよ。」と言った。

自己コントロールの初歩

部屋にもどった私は、ひとつ自分もためしてみようと、腹を動かしにかかった。ところが、腹全体がわずかに出たりひっこんだりするだけで、まったく意のままにならない。つぎの日もつぎの日も、この練習ばかりしてみたが、むだだった。あまり気ばりすぎたためか、腹の筋肉が痛みだして、ほかの体操もできなくなってしまった。アナンダはあきれ顔をして、「なんだ、また、まねをしたのかい。結果だけを、インスタントに求めすぎるから、体をこわすんだ。体の自己コントロールの練習には、呼吸のコントロールと注意の集中が必要なんだよ。」と言って、つぎのような方法を教えてくれた。

まず、目的とする部分を凝視して、そこへ意識を集中する。つぎに、呼吸法だが、息を吸いきったとき、その息をぐっと止める(これをクムバクという)。そうして力を目的の場所に集める。心身コントロールには絶対に欠かせない方法だ。それから最後に、頭の中で目的として注視している部分に、力を入れたり抜いたりすることを想像する。すると、注意を集中した部分に、血液が集まる。呼吸を利用して意識的に力を入れたり抜いたりするつもりになっていると、ついには心で体を支配できるようになるのだ。上手になれば、どんな部分でも思いのままになるようになる。さらにつづけて、アナンダは、「きみには信じにくいことかもしれないが、肛門や陰茎で自由に水を出し入れしたり、心臓を止めたり、人工冬眠ができたりするようにもなる。」と言った。

すっかり感心した私は、「見せてくれなどと頼むのは失礼だが、もし見学をさせてもらえるものならば、肛門か陰茎のうがいを、だれかに実験してもらえないだろうか。」とアナンダに頼んでみた。

「そうか、外国人のきみには、いちおう事実をみせてあげる方がよいかもしれない。他人にたのまなくても、私が実験してあげよう。外人グループを呼びなさい。」と言って部屋を出て行った。

陰茎から水を吸いあげる

みんなが部屋に集まると、アナンダは牛乳のいっぱいはいったコップを手にしてもどってきた。そして、無言で全員に背を向けて、椅子の上にコップをおいた。私たちは、息をこらして彼のつぎの動作を見守っていた。彼は中腰になった。やがて腰をくねくねと動かし始め、約二分ほどで終わった。彼はふりむくと、にこりともせずに、コップをさし示した。その中には底の方に五分の一ぐらいしか牛乳は残っていなかった。いったい、ほんとうにはいったのか、と思わざるを得ない。

私たちの顔から疑念を読みとったのか、彼は棚の上にあったかんづめのあきかんをとって、ふたたび背を向けた。彼が向きなおって示したあきかんには、牛乳の尿がはいっていた。

いったいどのくらいの期間、練習すれば、できるようになるのだろうか。こういう特殊な修行が、ふつうの人にとって、どれだけの価値があるのだろうか。

アナンダは、私のようすをしばらくながめていたが、コップを捨ててくると、私たちに語りだした。

「だいぶ考えこんでしまったね。しかし、こういうことをするのがヨガではない。ヨガは人間の可能性を求め、それにいたる法則を追求するものだ。これらのことは、訓練しだいで相当のところまでいけるという、自信を得るためのものにすぎない。」

どうやら、肉体は訓練しだいでコントロールできるものらしい。自分の意志では動かせない筋肉を動かすこともできるし、どんな環境や事態にでもゆうゆうと適応できるようにまでなりうるものらしい。適応できないときに、悩みがおこり病気になるのだろう。もし、内臓を構成している不随意筋や自律神経を思いのままにコントロールできたら、便利このうえもないことだろう。病気にかかるおそれもなければ、病気を直すことに苦慮する必要もなくなる。生理を自己支配できてこそ、人間は体の面においても、動物より高等だと言うことができるのではないだろうか。そして、これこそ私たちに必要なものではないだろうか。私はそう思った。

つぎの日の朝、アナンダが、ふと前日のことを思い出したかのように、「来年（昭和三十年）一月はじめに、肉体コントロールの極《きょく》である、自己冬眠による生き埋めの実験が、南インドのグナナンダギリの塾である。これは、土の中に一カ月も生き埋めになって、また生きかえるのだ。人間に、どんな力があるのかを知りたいのなら、行って見学して来なさい。」と教えてくれた。

これを聞いたハドソンは、すぐにグナナンダギリの塾に手紙を出して、見学許可を求めた。その許可といっしょに、一月八日実施、二月七日に掘りかえす、という返事が来たのは、それから一カ月あとのことだった。

土の中に埋められて一カ月生きているヨギ

ほんとうに埋められているのか?

翌年の二月二日、私と、シェンクとハドソンの三人は、グナナンダギリの塾を目ざして出発した。ほんとうは、埋めるところから見たかったのだが、一カ月も向こうにいても仕方がないので、掘りかえされるのだけを見学しよう、ということになったのだ。この地方は、二月は乾燥期だ。朝や晩は、日本の秋のように涼しい。

グナナンダギリの塾は、マドラスから汽車で十時間、バスでまた約十時間かかるトリパタウール村にあり、研究所から直行したとしても、まる四日はかかる所だった。

私たちが道場に到着したのは、もう日が西にかたむくころだった。道場にはヨギ・タポバナムの名がついていた。苦行道場の意味である。村は人口二千人ぐらいの小さい村で、なぜこんな所に塾があるのかと尋ねたら、五百年ほど昔、ヨガの聖者が生まれた所で、その記念として作った道場だということであった。

私たちの訪問が、マドラスやポンデチャリで道場の場所を調べたりして、予定より二日も手間どったために、到着したときは、すでに二月八日になっていた。もう掘りかえしてしまったのではないかと気にかかったが、さいわい、生きうめになったのが六日ほどおくれたので、二月十三日に掘り出すとのことだった。私たちは、到着そうそう、生き埋めにしてあるという場所を見に行った。

各地から見学に来る人びと

道場の庭の一隅に菩提樹《ぼだいじゅ》の大木が、青々とした葉を茂らせている。その下に十メートル四方ぐらいのなわ張りがしてあって、中央の乾いた山盛りの土は、たしかに掘り返したことを示していた。そばのテントには、警戒のためか、行のためか、まだ若いちょんまげ姿のヨギが五人、瞑想修行をしていた。彼らにも私たちのことは通じてあったらしく、なわの周囲をぐるぐる回って、ためつすがめつながめていても、とがめだてはしなかった。

夜になった。道場は、昼間と同じように静寂だ。日本にいたとき、いつも私の心をあたためてくれた、あの夕餉《ゆうげ》のしたくのあわただしさも、ここにはまったく感じられない。時間は、無言で流れ去って行くのだ。中庭にあかあかとしたたき火がたかれはじめた。私たちもついでに瞑想修行に加わろうではないかと話しあって、ヨギたちのうしろで座禅を組むことにした。私は、もう半日ぐらいの座禅なら、苦痛を感じないで、できるようになっていた。そのあいまに、私たち三人は、いろいろなことを話しあった。とくに、「これはトリックかいなか」ということに論議が集中したが、けっきょく、結論は、全部を見終わらなければわからない、ということになった。

掘りだす二、三日前から、多数のヨギが、各地から見学に集まって来た。前日には、二百人をこす人数となった。生き埋めのヨギの名は、マイソールの近くに住んでいるマダメスワミといった。五十歳に近く、五年前にも一回実演したことがあり、自己冬眠の行法のできる、現存のヨギ三人のうちの一人だとのことである。

その異様に緊張したムードは、私までそわそわした気持にしてしまった。ほんとうに一カ月も生き埋めになっているかどうかはわからない。私たちは、埋めているところを見たのではないのだ。が、出てくるとしたら、いったい、どんな人間が出てくるのだろうか？　私は、最後の一日が、とてつもなく長く感じられた。掘り返す前日の午後、囲ったなわがとり払われ、掘り返す場所の上に、大きなテントが張られた。

掘り起こすのは、あまり暑くならないうちにはじめるのだそうだ。その日は四時起床、すぐに精神統一のための祈りの唱和がはじまった。それが約二時間つづいた。その間、生き埋めになった人を収容する部屋がしつらえられ、薬や布などが運びこまれた。

見た！　死体のような老ヨギを

六時ちょっとすぎ、いよいよ掘り返しがはじまった。六人のヨギが、シャベルで掘っていく。私たちは、もちろん最前列でのぞきこんでいた。約三十分、二メートルほど掘ったところに、見えた！

コモをかぶせた木箱らしいものがあるのだ。行者たちは穴をさらに広く掘りひろげた。ヨギたちが、その中にはいって行き、木箱を穴の底からもち上げた。木箱は、ちょうど棺桶《かんおけ》のような大きさと、形をしている。その上にコモがかぶせてあり、さらになわがかけてあった。しばらく、人びとのざわめきもやんでいたが、地上に、その木箱が安置されると同時に、ふたたび呪文の斉唱が始まった。掘りはじめてから約五十分後、箱はグルーの部屋に運びこまれた。一般人の入室は禁じられていたが、私たち三人は、あらかじめお願いしておいたので、特別にはいることができたのである。

その部屋には、木の葉をむしたような、あたたかい芳香が満ち満ちていた。ゴザの下に、びっしりと松葉がしきつめられ、それが、この芳香を放っているのだ。黒いカーテンで、窓全部をおおい、うす暗くしてあった。これはたぶん急に明かるいところに出して、冬眠行者にショックを与えないためであろうと思った。

全員緊張した面持。無言のままだ。私たちも沈黙のまま、ヨギたちの挙動を凝視していた。くぎづけにしてあった木箱が開かれた。白布でぐるぐるまきにしてある。それを静かにのぞいていくと——とうとう出てきた。顔の色は、死人のように青い。白衣を着ている。やせ細ったほおやあごにはひげがもじゃもじゃにのびており、見える部分の手足は、顔と同様に青かった。ハドソンが私の肩をつついた。死んでいるぞというサインらしかった。

これが人間冬眠の姿であろうか？　私にとっては、さながらミイラを見ている思いだ。一カ月間の冬眠の結果がこれか。これで死臭がしたらほんものの死人だ。たとえ、ほんとうに死んでいるのではないにしても、これをどのようにして生き返らせるのだろうか。私が腕時計をみると、七時半ちょっとまえだった。二十人の行者は、全員真剣な顔つきをしており、部屋じゅうにその気配がみなぎっていた。

やがて、行者たちの一人一人が呪文を唱えながら、大きなつぼにはいっている油をとっては、冬眠行者の全身に油のすりこみをはじめた。油のすりこみが終わると、つぎは、塩を洗面器の中に入れて、その上に湯をそそぎ、中に布をひたして、その布でマッサージをはじめた。はじめは手、足ばかりだったが、しばらくして腹、胸、顔へとうつっていく。七人がかりでやり、十分ごとぐらいに交代していた。

想像を絶した生命力

私も気味悪いと思ったが、もちまえの好奇心とおっちょこちょいで三度目には参加してみた。足にさわってみたが、ひやりとして死人に触れているような感じである。これで生きかえるのだろうかという心が、一瞬ざわめいた。ヨギたちは、口々に低音で呪文を唱え続けている。とつぜん、一人のヨギが私たち三人を廊下によび出して、「きみたちはマッサージをやらないほうがよい。なぜなら、生き返るかなどというような消極心があるからだ。その消極的思念がそのまま相手に悪影響を与えるおそれがある。」と言った。この忠告で、ハドソンもシェンクもマッサージには参加しなかった。

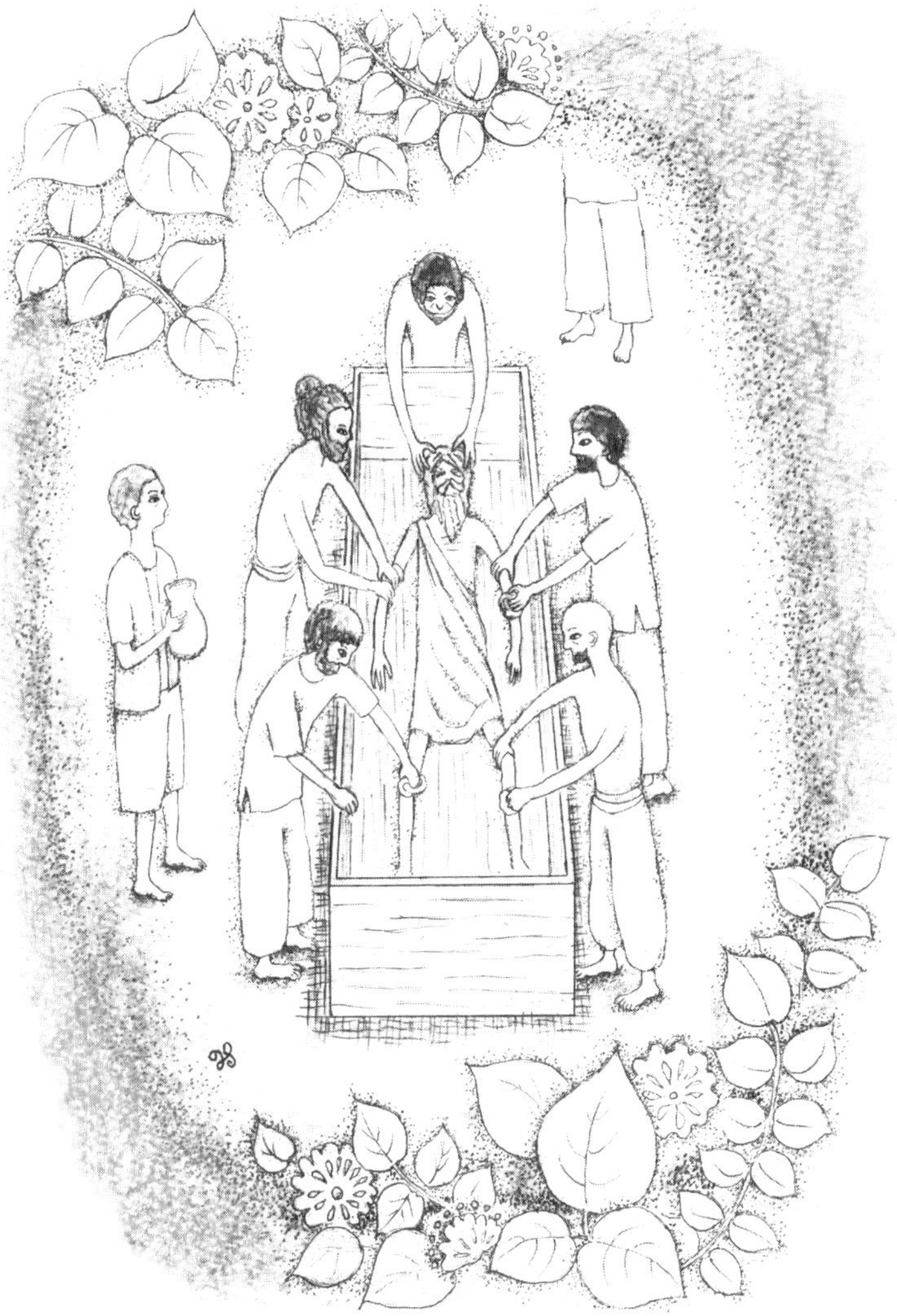

一時間半ぐらいたったとき、マッサージは終わった。そして、手足を持ち上げて、小さい振動をはじめた。つぎは手足をおろし、腰に手を当てて左右にゆすぶった。部屋もカーテンを開いて少し明かるくし、人工呼吸のようなこともはじめた。まぶたをさすっては目をあけさせ、口を開いて舌も引っぱり出した。つぎは覚醒刺激なのだろうか、冷水でしぼった布で体をこすりはじめた。

とつぜん、緊張したかすかなざわめきが、全体的に起こった。冬眠のヨギが手足をぴくぴくと痙攣《けいれん》的に動かしはじめたのだ。動く動く、間歇《かんけつ》的痙攣の繰り返しだ。つづいて、ふーっと溜息のような呼吸を二、三度繰り返した。生き返ったのだ！　生き返ったのだ！　まだ目を閉じたままだが、生き返ったのだ。みなほっとしている。この冬眠ヨギは、死ぬことが多く、生き返る率は、五分の一ぐらいだと聞いている。私の人間冬眠への好奇心は、いつのまにか、生き返ってほしい気持に変わっていたのだ。おそらく、他の二人もそうであっただろうと思う。

それから約三十分後に、冬眠ヨギがぼんやりと目を開いた。彼は頭をぶるぶるとふるわしたが、また目を閉じた。その後、すぐに体全体に木綿の布が五、六枚もかぶせられ、カーテンを引いて部屋を暗くした。私たちには室外に出るようにとの合図があった。私は見たのだ。こうして生き埋めの事実を。まさに感無量のシーンであった。

あごのさきまでとどく舌

その三日後、私は復食中の冬眠ヨギの所に食べ物運びを志願した。食べものは、ミルク入り果汁と蜂蜜と玄米スープである。まだ薄暗くしてある部屋に、彼は目を閉じたまま寝ていたが、私がはいっていくと、目をあけた。私はしばらく話してもよいだろうかと断わったうえで、どういう行法をしたら人工冬眠が自由にできるのか、と尋ねてみた。マダメスワミは、

「これができるためには、とくに子どもの時から始めることが必要で、約三十年の訓練がいる。これは異常能力ではない。人類の祖先も、その遠い昔には、おそらく冬眠をした時代があったに違いない。その能力は、長年の不使用で退化してしまっているのだ。私たちはこの潜在能力を、ヨガ行法で開発したのだ。ヨガ冬眠と動物の冬眠との違いは、時期をとわずに、いつでも自由に意識的にできることだ。意識的に自由に、自分の生理作用をコントロールできる――この事実を証明するために、生き埋めになったのだ。」と言う。

彼の説明によると、生き埋めができるカギは、ケチャリ・ムドラという特殊な呼吸法にある。この呼吸法では、舌の裏のスジを切りとって舌をひっぱり、四、五年かけて舌を長くするのだ。私に見せてくれた彼の舌も、上に向けると鼻の先をこし、下に垂らすと、顎の下までとどく長さだ。

「この舌で自由に、意識的に気管をふさぐわけだ。これで鼻から空気の通る道をほんの少しあけておくと、ひじょうにゆっくりと呼吸ができる。呼吸がひじょうにゆるやかならば、酸素の消耗量はごく

少なくてよい。だから一カ月ぐらい生き埋めになっても、箱の中の空気だけで生きていけるのだ。」

と彼は言った。

そのほか、生き埋めに必要な技術をあげてみよう。まず意識的に息を長くしたり、脈をおそくしたり、体温を下げたり、血圧を下げたりする練習をする。体温をうんと下げないと、冬眠はできない。体温が下がると、ごく少量のエネルギーでも、生命を保つことができるのだ。この生理コントロール訓練のことを、プラティヤハラ（五官コントロール法）という。これは、熟練した瞑想によって、自己暗示・自己催眠をかけ、行なうわけだ。

食事のコントロールもたいせつだ。何回も断食して、内臓を浄化する。生野菜と良質脂肪を主として食べ、血液を清める。良質の脂肪さえ多くたくわえていれば、百日の断食も可能だ。らくだのように、水も少なくて生きていられる。良質の脂肪を身につけるには、少食してよく動くことが必要だ。過食したり、運動不足だと、悪質脂肪が身につき、それがかえって、エネルギーを消耗させてしまう。

私たちは、それからなお三日間、ここに滞在した。そして手分けをして、人工冬眠のデータ集めをしたり、冬眠ヨギの話を聞いた。帰りの道程は、私たちはほとんど無言だった。私は、トリパトールをあとに、ノナワラに向かって疾走する汽車の中で、静かにこんなことを考えていた。

「人間はすばらしいものだ。汽車や飛行機を発明したし、機械を作り出した。しかし、それにすっかりたよってしまったために、本来持っていたはずの能力を、だんだん失ってしまったのだ。もし、もう一度これをとりもどすことができたら……。」

そのときこそ、私たちは巨大な進歩をとげることができるのではないか。冬眠などはできなくてもいい。内臓を自由に動かせなくてもいいだろう。しかし、人間の肉体や精神の可能性の限界は、われわれの想像をはるかに越えた、すばらしいものだったのだ。

六章　百五十二歳の老人をたずねて

——どうすれば長生きできるか

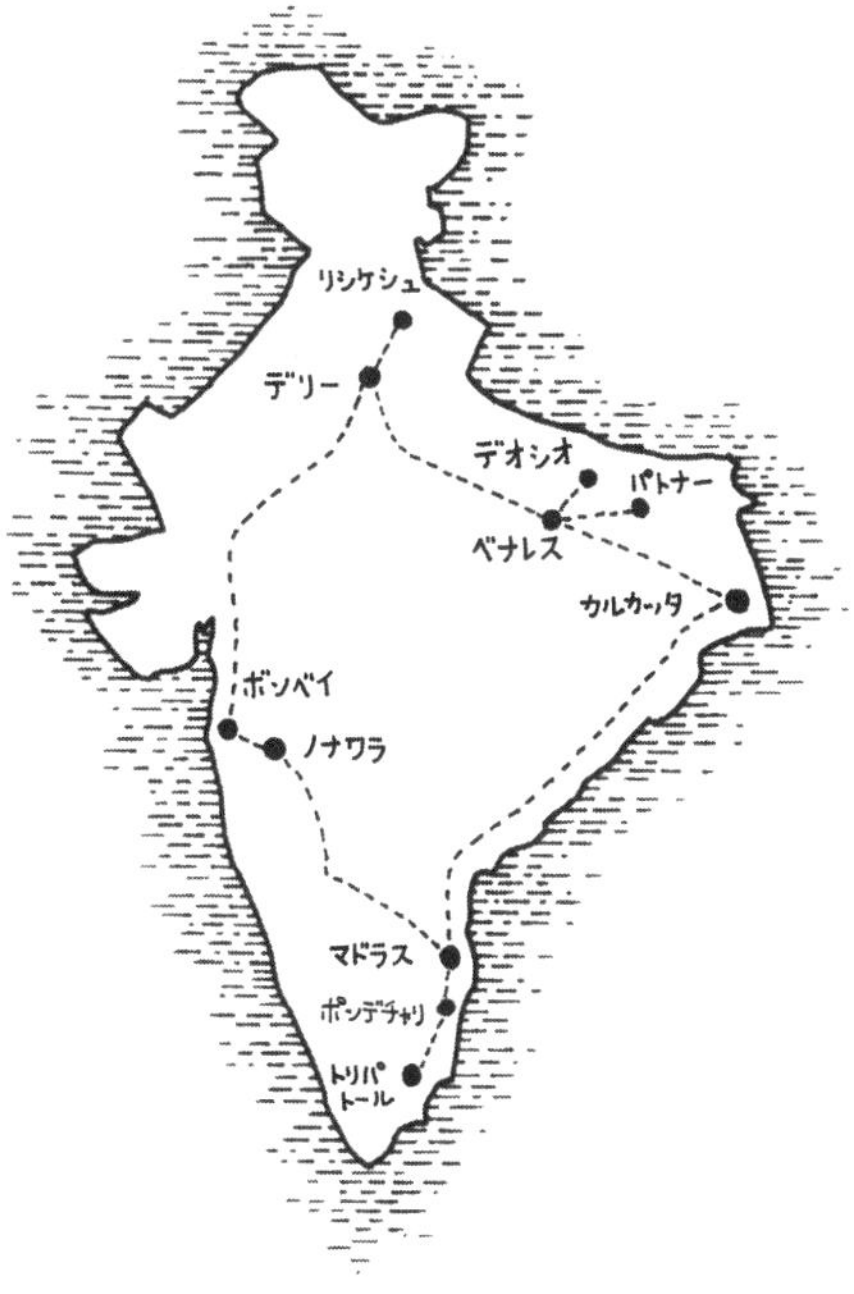

百五十二歳のヨギに会う

もし二倍長く生きられたら

こうして、ノナワラのヨガ研究所に一年半滞在した私は、昭和三十年の四月にノナワラを離れた。そして、求めに応じてインド各地の社会事業団体や開発施設に協力した。昭和三十年のなかごろ、オリッサ州政府の教育改革委員会と農村開発センターの顧問をしていた。その私に、当時の州政府長官のチョードリ氏から、農村開発と家庭工業技術向上のために、指導者二十名を日本から連れて来てほしいと頼まれた。

日本を離れてから四年、さすがの私もホームシックになりかけていたので、これをチャンスとばかりに帰国した。そして約一年、全国的に同志をつのって歩いてみた。しかし時期尚早だったのか、思うように人材が集まらなかった。ところがこの間、ときどきヨガの話をしたのが縁で、ヨガ研究の希望者が、しぜんと集まって、昭和三十二年には日本にもヨガ研究会ができた。

だが私は、自分の健康回復と好奇心のためにヨガを研究してみたのであって、他人に教えるなどとは夢にも思っていなかった。だからつぎつぎと来訪する質問者に対して大いに責任を感じ、他人の指導ができるまでは、日本でのヨガ活動はやるまいと決心していた。

そして、私はいままで見たり体験したりしたことを、もう一度まとめてみたいと思った。これまで見たものは、自分自身の肉体や精神を、自分の意志にしたがって自由自在にあやつる技術だった。そして、それを通して、人間の肉体や精神の能力が、どこまで拡大できるか、ということをさぐっていたのだ。私はテレパシーも見たし、強烈な性のエネルギーも見たし、自分で冬眠状態になる術も見た。しかし、それは、人間の可能性の、ひとつひとつの要素ではあっても、全体ではない。では、何が私の求めるものだろうか。

こんなことを考えながら、二年の月日が流れた。そして、私はおぼろげながら、ひとつの結論を得たのである。

それは、人間は何歳まで生きられるか、ということだった。私たちは、いずれは死んでいかねばならない。しかし、それはどうしようもないことなのに、私たちの意識の奥に恐怖となってわだかまっているではないか。できれば死にたくないと思う。それが無理なら、せめて生きられるだけは生きたい。もし、私たちの寿命が、今の二倍になったら、どんなにすばらしいことだろう。六十になってもまだ三十の若さなのだ。大学の受験に二回や三回すべったところで、ちっとも苦にならない。気にいった職が見つかるまで、何度でも職をかえられる。結婚だって、二回や三回はできるにちがいない。一生にやれることが、二倍にふえるのだ。そして、ほんとうに人生にあきたら、自分で死ねばよいではないか。これこそ、人間らしい生き方だ。

しかし、いくら寿命が延びたところで、半分廃人同様になって生きながらえても仕方がない。ぴんぴんしながら生きていなければならないのだ。私はふと、ノナワラで耳にした、百五十二歳のヨギの話を思い出した。そのほか、ヨギの中には、百歳を越えても、青年のように元気にとびはね、しかも頭もぼけていない人が、たくさんいるという。その中から、長寿のヒントが得られるのではないか——私はこう考えて、昭和三十五年の五月、第三回目の渡印をしたのである。

うそかほんとか、百五十二歳

最初にたずねたのは、デェオラハ・バーバであった。昭和三十五年六月十日のことである。ベナレスのサルボダヤ本部（日本語で共栄会とでもいうか。ガンジー主義にのっとった奉仕団体）で、当年百五十二歳というバーバのことを聞いたので、そこの企画部長から、紹介状をもらって行くことにしたわけだ。

私は、日本人留学生池田運《はこぶ》君を道案内に頼んで、ベナレス市郊外にある、バーバのヨガ塾をたずねた。あいにく彼は不在であった。留守を引き受けている男の話では、一年の大半をよそで過ごすのだという。せっかくここまで来たのだから、あきらめるわけにもいかず、バーバにぜひ会わせてくれと申し込んだ。すると、「今は雨季《モンスーン》だから、行けるかどうかの保証はできないが、とにかく私の知っているアクバル・シンハをたずねてごらん。きっと案内してくれるだろう。」と、一通の紹介状をしたためてくれた。これでバーバに会える見込みはできたわけだ。

しかし、その前にどうしても調べておきたいことがあった。彼の百五十二歳ということが、私にはどうしても信用できなかったのだ。あるいはまゆつばものかもしれないと思った私は､塾からの帰途、ベナレス市役所に立ち寄って調べてみることにした。ところが、役人たちに聞いてみても、その答えがいっこうに要領を得ないのだ。「百年ぐらい前に出た本の中にバーバの名や当時の年齢が残っているし、その著者から彼にあてた手紙もある。まあ信用するほかないだろう。」と言うのである。「それだけではどうにもねえ。」と苦い顔をしていると、役人は、「では、彼のことをよく知っている人を紹介してあげよう。」と、ベナレス在住の古老を三人教えてくれた。

私はさっそく、その老人たちを訪ねた。そのうちの一人、八十六歳の老人は、「十歳のころ、ハイデラバードにいた彼をよく知っているが、そのときすでに八十歳代だった。」と言った。二番目にたずねた老人の話では、「バーバは五十年ごとに住所を変える。初めはカシミールにいたが、つぎにハイデラバード、そしていまはベナレスにいる。ベナレスに来てからも、約四十年たっている。」ということだった。三番目にたずねた老人も、同じようにバーバの百五十二歳説を肯定した。

私は、とにかく行ってみることにした。その日の夜行にとび乗り、のろのろ列車に揺られて約十時間、ようやく目的地近くのトリティパールに着いた。四時ごろで、まだ暗夜であった。あけ方を待っているうち、さいわいにも、アクバル・シンハのいるデオシオ村付近へ行くという人がいたので、同行を頼んだ。私と池田君は、水びたしの田圃《たんぼ》をびちゃびちゃ歩きつづけた。およそ六キロほどもあったろうか。

とうとう、いどころをつかむ

アクバル・シンハはよほどの年輩者なのだろうと想像していたが、会ってみると、意外にも若いのでおどろいた。ゴラクプール大学の学生だった。私は、紹介状を示して、バーバに会わせてくれるよう求めた。アクバル・シンハは、「ここからまだ八キロほど奥にはいるのですが、さっそく行きましょう。」と快く引き受けてくれた。道中は、やはり、水びたしの田圃道で、難行をきわめた。約三時間後、道は川の岸に沿って上流に向かっていた。しばらく坂道を登ると、一軒のみすぼらしい小屋が見えた。「あれか」と私の胸は高鳴る。しかし、それはバーバの弟子の住居だった。

バーバは、そこから百メートル上流の小屋に住んでいた。それは、川岸の砂の上に四本の柱を立て、それに、地上三メートル、広さ四坪ほどの床を張った小屋で、そのまわりを約五十メートル四方の柵《さく》で囲っていた。小屋のま下で、秘書であろう、一人の若い男が座禅をしている。シンハは、ノートをちぎったものに英語で来意を書きこみ、備えてあった竹棒の先につけて、その男に渡した。直接話をしないことが礼儀なのだ。すべて無言で行なわれた。それで私たちもそのまま一時間ほど、ずっと無言を守って、そこに立っていなければならなかった。シンハが何も語らないので、私たちも黙っているよりほかしかたがなかったのだ。やがてバーバの秘書が「来い。」と手で合図したので、私たちはシンハに従って、小屋からちょっと離れたところにすわった。

ややあって、私はバーバと会話を許された。しかし、私の位置はそのままであった。というのは、この会話は、バーバ→秘書→シンハ→私という経路をたどって、間接的に行なわれたからである。手間のかかることおびただしいが、畏敬の念を表わすインドの風習なのである。

秘書を通してバーバが尋ねたことは、特別なものではなく、私の年齢や職業、日本の事情などだった。ラジオでも聞いて知ったのか、羽田の学生デモについて質問されたのには驚いた。シンハは私の耳もとでこう言った。「日本人は初めてだから、今日は特別に姿を見せるそうだ。バーバが直接人に会うことは珍しいことなんだが……。」

しかし、なかなかバーバは姿をみせない。二十分、三十分とたつ間に、いらいらしてきた。しかし、いつ顔をみせるのかと尋ねるわけにもいかない。これが、インドの偉い人と会うしきたりだからである。役所に行っても、偉い人に会うには、だまって何時間も待たされる覚悟が必要である。しかし、私のいらいらを救ってくれる材料があって助かった。それは、つぎつぎと人びとが集まってきて、マントラ（お祈りの言葉）をあげたり、合唱したりしはじめて、その見物ができたからである。

二時間もたったころであろうか。バーバが秘書を通じて私に話しかけてきた。それはヨガに関することがらであったが、ただ一刻も早くバーバを見たい私にとって、そんなことはどうでもよかった。

私はうわのそらで、「ジージー（はい、そうです）。」と答えていた。

百五十二歳で青年のような体格

やっとバーバから、「出て行くぞ。」と声がかかった。とっさに、持参した八ミリカメラを構えると、とたんに中から、「写すな。」とバーバの声がした。一瞬、写真がとれないのかと不安が頭をかすめたが、仕方なく三メートル上の床を凝視したまま、地面にすわった。

バーバが姿を現わした。やせ気味ではあるが、がっしりしたいい体格だ。胸毛の生えた胸をぐっとそらし、階段の上に立った。陰部を孔雀《くじゃく》の扇でかくしているほかは、まる裸である。

バーバは、私たちを見おろして微笑したが、その目は矢のようにするどかった。私は、射すくめられたように、体がじーんと引きしまるのを覚えた。（同行した池田君も、後日、同じように、体がひきしまったと述懐していた。）

体つきは、どう見ても五十歳代にしか見えないし、白髪ではないかという予想に反して、まだ半分黒い長髪を、婦人のようにうしろに垂らしている。そのようすが、黒々とした胸毛や鋭い眼光と相まって、精悍《せいかん》そのものの感じを与えていた。じっとながめている私に声がかかった。じかに聞くバーバの声は、いきいきとして力強い。「腹がすいたろう。これを食べなさい。」と、果物やお椀にはいったお粥《かゆ》のようなものをひもにぶらさげて、秘書に渡した。あまり食べたくないので、手に持ったままでいると、食べよ、食べよと顎でしゃくり、「話はあとだ。」といって微笑した。食後、私は思いきってたずねてみた。

「バーバはどういう方法で百五十二歳まで生き、そのように元気なのですか。何か秘訣でもあるのですか。私はどうしてもそれを知りたくて来たのです。」

「私は、それに対する答えは用意していない。別に長生きの努力をしたおぼえがないからだ。しいていえば、不合理な欲を持たず、ただひたすらヨガの教えを実行してきたからだ、と言えるかもしれない。もし長生きの秘訣が、私の生活の中にあると思うのなら、しばらくここにいて、自分の目で見てごらん。」

私は、ここに泊めてもらえるなど夢にも思っていなかったので、礼を言うのも忘れて、しばらく呆然としていた。あとで秘書も、これは異例のことだと言っていた。池田君と私は二人で十日間ここに滞在することにした。

毎日のバーバの生活は、いつも同じであった。バーバは、私の頭上の小屋で生活していた。その姿は見えないので、息づかいでその行動を憶測したり、秘書に尋ねたりするほかなかった。

少しずつこきざみに眠る

私が第一に探ろうと考えたのは、睡眠と食事だった。睡眠については、村人たちが、バーバはけっして眠らないと言っていたことに、深い疑惑を持っていたので、ぜひ確かめたいと思ったからである。秘書は、バーバに直接接していて、その生活ぶりをよく知っているので、好都合だった。それによると、バーバの生活の大半を占めているのは瞑想であった。しかし、ときどき息づかいで、体操中だということがわかった。第一日目の夜、疲労で寝てしまったが、つぎの日からは、昼の座禅は気が散るからという口実を設け、昼間は寝て、夜起きることにした。

こうして観察したところでは、バーバはほんとうに、夜もほとんど起きているようだった。物音からもわかったし、ときどき彼から話しかけてきたこともある。

しかし、秘書の話や、私の確認したかぎりでは、ごく短時間の睡眠を小きざみにとっているということだった。疲れを感じたり眠くなったら、五分、十分とちょっとくつろぐか、寝て、すぐ起きるので、他人には眠っていないように見えるのだろう。

あるとき、バーバがこんなことを言った。「われわれに与えられている一生の食べ物の量や、呼吸する空気の量は、生まれたときからきまっているから、できるだけ時間をかけて食べ、ゆっくりと呼吸や脈をさせるのが長生きの基本になる。」

呼吸や脈を、ゆっくりさせることは、深い呼吸で心をくつろがせて生きるということらしい。

少し食べてよく動く

食事の量は、その言葉どおり、じつに小食だった。百メートル川下の小屋から弟子が運んでくる食事を、のぞき見できたので調べてみると、一日の食事が、小さな皿に一杯ぐらいだ。食事の時間は、一定していなかった。

主食は、玄米やアワなどのむしたものとか、玄米粉とソバ粉のまぜたもの。副食は日によって違うが牛乳、青菜、ニンニク、玉ネギ、青トウガラシ、ニンジン、豆類などを、すべて生で食べていた。果汁、リンゴ酢、マンゴ酢、サトウキビ汁、蜂蜜、乾果、クルミを常用し、ヤシの汁なども、ときどき飲んでいた。なにを食べるときでも、よくかむそうだ。水や牛乳は、口に長くいれておいて、唾液を多く含めるようにするというのである。よく噛むことは、唾液腺ホルモンが活発に出るので、健康のためによいということは、近年の医学界で発表していることだ。

バーバはときどき気合いをかけたり、うーむ、とうなっていた。「少し食べて多く動き、よく眠るのがよい。体をぐっと強くしめると、全身の血行がよくなって、骨が強くなる。呼吸を止めて、体に力をこめたり（クムバクという）、気合いをかけたりするのは、その意味でよいのだ。」とバーバは教えてくれた。

裸体生活については、こう答えた。「百年前、私がカシミールに住んでいたとき、寒さに耐えるのには、裸になって寒さになれることがいちばんいいと思った。じっさい、私の思ったとおりだったよ。」

ここで、バーバの生活態度をまとめてみよう。（イ）けっしてむりしない。（ロ）よく動き、よく考えること。（ハ）小食にすること。（ニ）瞑想を実行して頭を休めること。（ホ）ほがらかなくつろいだ気分で毎日を送ること。（ヘ）少しずつちょこちょこ眠って、疲れをあとに残しておかないこと。以上にあったようである。

特筆すべきことは、これらの生活行動は、徹頭徹尾、体の欲するままになされるということだ。ことさらに健康や長寿を思うことはないのだ。心の持ち方についても、またしかりである。心や体の要求するままに行動し、疲れを残さず、瞑想でゆったりした気分になる。かたわら、思索や体操や、気合いでぐっと引きしめる。つまり、緊張や弛緩のリズムを作っているのだ。こうした生活にこそ、長寿へのカギがあるのではないか。私は、ここで初めて認識を新たにしたような気がした。

赤ん坊のような体をした百三十八歳の老人

太っていても長生きできる

もっと長く滞在して、いろいろなことを教わりたい気持にもかられたが、私の興味は、長寿者の生活ぶりを見とどけることにあったので、約束の十日を過ぎた日に、辞去することにした。

つぎに訪問したのは、昭和三十年に人間冬眠の見学をした、グナナンダギリ・アシュラムである。そのとき不在だった所長の年齢が、百三十八歳と聞いていたのだ。めざすトリパトール村は、ポンデチャリから、ビルプラムまで、三時間汽車に乗った後、約十時間、バスにゆられて行かねばならないところだ。

グナナンダギリは百三十八歳といわれていた。長寿者はたいていやせているものときめていた私にとって、彼がでっぷり肥えていたのは意外だった。目玉が大きく、ちょうどダルマさんのような感じである。「やせていても太っていても、寿命の長さには関係ないのだろうか。」――こんな疑問が心をかすめた。彼は、英語とフランス語をなんなくこなす、なかなかのインテリで、歌を好む朗らかな人がらだった。バーバとはちがって軽い気持で会話ができた。私も何度か日本の歌をうたわせられた。よく大声で笑い、口ぐせのように「ありがとう、ありがとう。」と言う。

私が行ったときは、断食十二日目だったが、元気なようすだった。「断食は長生きによいのですか。」と尋ねると、

「長生きにいいからやるのではない。体は、よく休め、よく清めるほど、よく働くし、気持がいいのだ。体は、使いたりなくても、使いすぎても毒がたまる。呼吸が浅かったり、体に適さないものを食べたり、便、尿、汗を残しておくと、全部毒になるのだ。」

「断食は、その毒を出すのに効果があるのですか。」

「そうだ。腹と血をきれいにしたいのなら、断食をするのがいちばんよい方法だ。ちょっと私の腹の上に乗ってごらん。」

と言って、ごろりとそこに横になった。私は遠慮なく、六十五キロの体重を両足にかけて、彼の腹の上に乗ってみた。腹全体がゴムマリのように柔らかい。彼は、私を乗せたまま、腹を上下にふくらませたり、へこませたりしたが、その振幅の大きさに驚いてしまった。

断食で体内の毒をとりのぞく

「断食と腹が柔らかいということとどういう関係があるんですか。」

「食べすぎると体はかたくなる。食後は運動しにくいだろう。便秘しても体はかたくなる。便秘しているると体がだるいだろう。断食するとこの弊害が除けるのだ。」

彼の話では、動植物は、食べ物のない季節は、いやおうなしに断食させられている。それが健康長寿の原因になるのだという。動物でも、断食させたものの方が長生きするし、けがをしたときでさえも、断食すると何倍か直りが早い。病気を直すには、断食がいちばんよい方法なのだろう。断食すると自然に生命力が高まる。昆虫は、断食によって生じた力で脱皮するのだ。

つぎに彼は、手足をさわらせたが、まるで赤ん坊のように柔らかい。

「まるで赤ん坊のようですね。」というと、たちまちぎゅっとしまって、コンクリートのようなかたさになった。こんなにでっぷりした体なのに、なぜかたくしまるのだろうか。

「無用のときに柔軟なほど、収縮する力は強い。この緊張とゆるみの幅の広いほど健康なのだ。硬化しているのは、萎縮して弾力性を失っているということだ。硬化が老化の原因であるなら、いつまでも赤ん坊のように柔らかい体でいることが長生きのコツだろう。」

腹は第二の心臓

その他、ひじょうに多くのことを教えられたが、最大の収穫は、呼吸法であった。

彼は上半身が裸なので、その呼吸ぶりが、いつでも手にとるようにわかった。腹筋は、呼吸のたびに、ゆっくりと大きく、フイゴのように動いた。胸は息を吸いこむとき、しだいに横にひろがっていく感じだが、肩はまったく動かない。静かにしていると、のどからシューという音が聞こえるのではないかと思えるほど、呼吸の量が大きい。しかも、少しもりきんでいるようすはないのだ。

背中はいつもまっすぐで、腰から下にだけ、どっしりと力がはいっている。上半身は力がぬけてほんとうに柔らかそうだ。呼吸法のコツについて尋ねると、「むりにりきまないことだ。大声をあげて笑っている状態の呼吸を、ゆったりとやればよい。」と答えた。

彼の呼吸は、完全な腹式呼吸である。血の大部分は腹にあり、とくに肝臓や腎臓は、もっとも血を要求するところだ。腹圧が低いと貧血してしまうが、それを防ぐ理想的な呼吸法だろう。「腹は第二の心臓だ。」と言ったのも、たしかに留意すべき言葉ではなかろうか。

長寿の条件はなにか

小食こそ長寿の秘訣

私は、このほか六人の長寿者たちと会った。なかには、インドとチベットの国境ちかくまでたずねて行ったこともあれば、デリーの貧民窟で、ばったりと出会ったこともある。そして、私は彼らの中から共通の長寿の法則を見いだそうと、目を皿のように開き、耳をうさぎのようにそばだてて歩きまわったのだ。

まず、いちばん目についたのは食事だ。

みな、申し合わせたように、じつに小食だ。量は日本茶碗に一日一杯半ぐらい。一日一食らしく、いつ食べるとも決めず、空腹の時に一回、食べている。食糧は、各自が自由に選んでいた。間食もしないようだ。主食は玄米、玄麦、アワ、ソバ、ヒエ。これらを水につけて発芽寸前のやわらかい状態にして食べるか、蒸して食べていた。

副食は、植物の葉、根、実の、生のままのものが多い。生食できないものを加工する場合も、もとの形をこわさない工夫をしている。生のつぎに多いものは、乾燥物だった。

おもしろいことに、絶対に二種類以上を同時に口に入れない。これはいわゆる食い合わせで、栄養分がこわれることを防ぐためだろう。それに、その方がたしかによくかむことができる。

そのほか気がついたことは、

①じつによくかむこと。一口入れたら、百回近くもかむのではなかろうかと思った。

②毎日の副食をかえていた。

③熱い食べ物や冷たい食べ物は食べない。かならず、体温に近いものをとる。

④大豆、ゴマ、クルミ、蜂蜜をかならず用いていた。

⑤十日に二日ぐらいの割合で、断食していた。

⑥いろいろな木の葉、野草を乾燥させた薬のようなものを飲んでいた。

⑦一日一回、冷水で腹をひやす。便秘しないためらしい。

私があの小食で、腹はへらないのかと、ある長寿者に尋ねてみたことがある。すると、「別になんともないね。」という答えだった。そして、「いままでの常識では、規則的に食事をとるのが、健康の第一だと考えられていた。しかし、腹がへっていないのに、時間が来たといって食べるのは、不合理だ。私は、体が要求する時だけ食べる。日一回とも、三回とも、絶食とも決めていない。一回でいいから一回にしている。だから、食べる工夫より、空腹の工夫をしているのだ。」と言った。

千葉県の岩崎寅松《いわざきとらまつ》氏や越川《こしかわ》マツ氏は、ともに百十歳に近いが、お二人ともひじょうに小食だという。その具体的な量はわからないが、何かのことで食べすぎると、そのあとでかならず食事の量をへらすそうである。

アメリカの長寿者についても、同じような統計がでている。

しかし、肉を食べたら絶対に長生きしないかというと、そうでもないのだ。たとえば、デリーの旧市街の南端のイグラヒム老人は、肉食を主とし、百二十二歳の年齢でも、夫人を四人ももっていて、まだぴんぴんしていた。それでもやはり小食は厳に守っているようだ。骨のスープ、軟骨、内臓、牛乳、蜂蜜、トウモロコシ、ポテト、ニンジン、豆類を主として食べるそうである。

おもしろいことには、タバコでさえ無害だという人がいる。たとえば、ネパールに住む、百三十歳のヨギ、スワミ・シバプリは、驚いたことに、タバコを長生きの薬と心得ている。そこまで徹底していなくても、私の会った八人の長寿者のうち、三人はタバコを吸っていた。

お経や歌と、長生きの関係

食事同様、呼吸が完全であることが、長寿の条件であるらしい。

ヨギの長寿者は、呼吸法の専門家だから、もちろん意識的に深い呼吸法を心がけている。しかし、ヨギ以外の長寿者たちも、つぎの方法で自然に深い呼吸を行なっているのだと思った。

たとえば、奥さんを四人も持っている長寿者イグラヒムは、毎日三十分ずつ、五回にわたってお経を読むと言っていたし、ビハール州パトナー市で会ったガヤの仏教徒の長寿者も、朝晩一時間近くお経をあげるそうだ。

タバコをのむ長寿者シバプリは、ヨガの呪文「オーム」を、ひまさえあれば唱える、と話してくれた。南インドに歌好きな老人がいたが、これ以外の長寿者たちも、ほとんど歌が好きだと言っていた。お経にしろ、歌にしろ、これは深呼吸であると同時に、気分を落ちつかせるのによいことらしい。

また、私が会った八人の長寿者たちに共通していたことの一つに、よく笑うということがあった。笑いこそ、理想的な呼吸法、気分安定法だと思った。

なぜ、お経を読んだり、笑ったり、歌ったりすることが、呼吸法としていいのかというと、それは、呼吸が自然に深く、長くなるからだ。しかも、吐く息に力がはいる。吐く息が長くて力がはいっていることと、吸う息に、力のはいっていないことが、ヨガ呼吸法の秘訣だ。これらが、笑いや歌や、読経のときに、自然になされているわけだ。また、ある長寿者は、つぎのようなことを言った。

「自分と相手の呼吸の長さが合うと、気が合うものだ。いっしょに歌をうたうと気が合うのは、このためなんだ。」

そして、さらにつぎのようなことをつけ加えた。「相手が短い呼吸のときには、いくら忠告してもだめ。興奮しているから、人の言うことなどきかない。深い呼吸をさせることが必要。そのほか、呼吸の法則としては、つぎのようなものがある。ゆっくりした単調な呼吸では、ねむくなる。子守歌がこのよい例だ。笑いの呼吸は吐く息に、泣くときの呼吸は吸う息に力がはいっている。だから、なんでもないときに吐く息に力をこめると、気持も愉快になるものだ。」

長寿のための体操

さて、私は長寿者はなにか特別な体操でもするのかと思って期待していたが、体操らしい体操をしていたのは、百五十二歳の樹上生活のバーバと、百三十八歳の歌好きのじいさんだけであった。
百五十二歳のバーバの体操は、道具のないボディービルで、百三十八歳のじいさんの体操は、すわったまま前後左右に体をゆすぶったり、腰や首をねじったり、手足の指をもんだり、手首、足首をねじったり、後ろにそったりすることであった。

またニュー・デリーの北にあるシバナンダ道場から、さらに四十マイル山奥の岩窟で暮らしている、プルショタマナンダジーの長寿法は、散歩らしかった。毎朝夕、かならず一時間ずつ散歩をする。私はここで五日間暮らしたので、彼にしたがって山道の散歩をしたが、彼の散歩は、くっついて行くのに骨が折れるほど、早足だった。しかもその歩き方は、いろいろと変化させていた。たとえば、横向きに歩く、後ろ向きに歩く、走る、片足とびなど、見ている方がおもしろかった。ガンジーも、毎日三里の散歩は欠かさなかったそうだ。六十を越したら、この早足の散歩がいちばんよい全身運動だとガンジーは書いている。デリーの回教徒長寿者は、いまでも店の商品はこびの責任者だと言っていたし、ガヤの古老は、毎日畑に出て働くと言っていた。

日本では、千葉県安房《あわ》郡白浜《しらはま》町長尾《ながお》は長寿者の多いところだ。ここは、老人には老人むきの仕事（たとえば、岩についたノリの採取）があって、隠居などしないのである。筋肉は使うほど発達し、使わないと退化する。こまめに動くということがよいことで、老人だといってひっこまずに、積極的に山登りなどしたりすることがよいことだと思った。「私はもう年寄りだから。」などということが、老化を早めるのではないだろうか。

人間的長生きと、動物的長生き

体は老化しても、頭は死ぬまで老化しないものだと聞いていたが、ヨギの長寿者を見て、なるほどと思った。

百五十二歳の樹上生活のバーバは、毎日一つ、新しい、哲学的な問題を考えだして、それにとりくむと言っていた。また、どの長寿者も探求心が強いらしく、私に対してもいろいろな質問をしていた。たとえば、全学連の問題、共産党の問題、安保問題など、現代の世界情勢にもくわしかった。

さらに、毎日かならず古典を二時間読む人、アラビヤ語経典をインド語に訳している長寿者もいた。私はこれらの人たちの頭からは、ぜんぜん老人的ボケを感じなかった。

私は長寿者探訪で、長寿者には二種類あることに気づいた。二種類とは、動物的長寿者と人間的長寿者である。人間的長寿者とは、第一に頭がボケていないこと。第二にどんな環境にも適応して生き

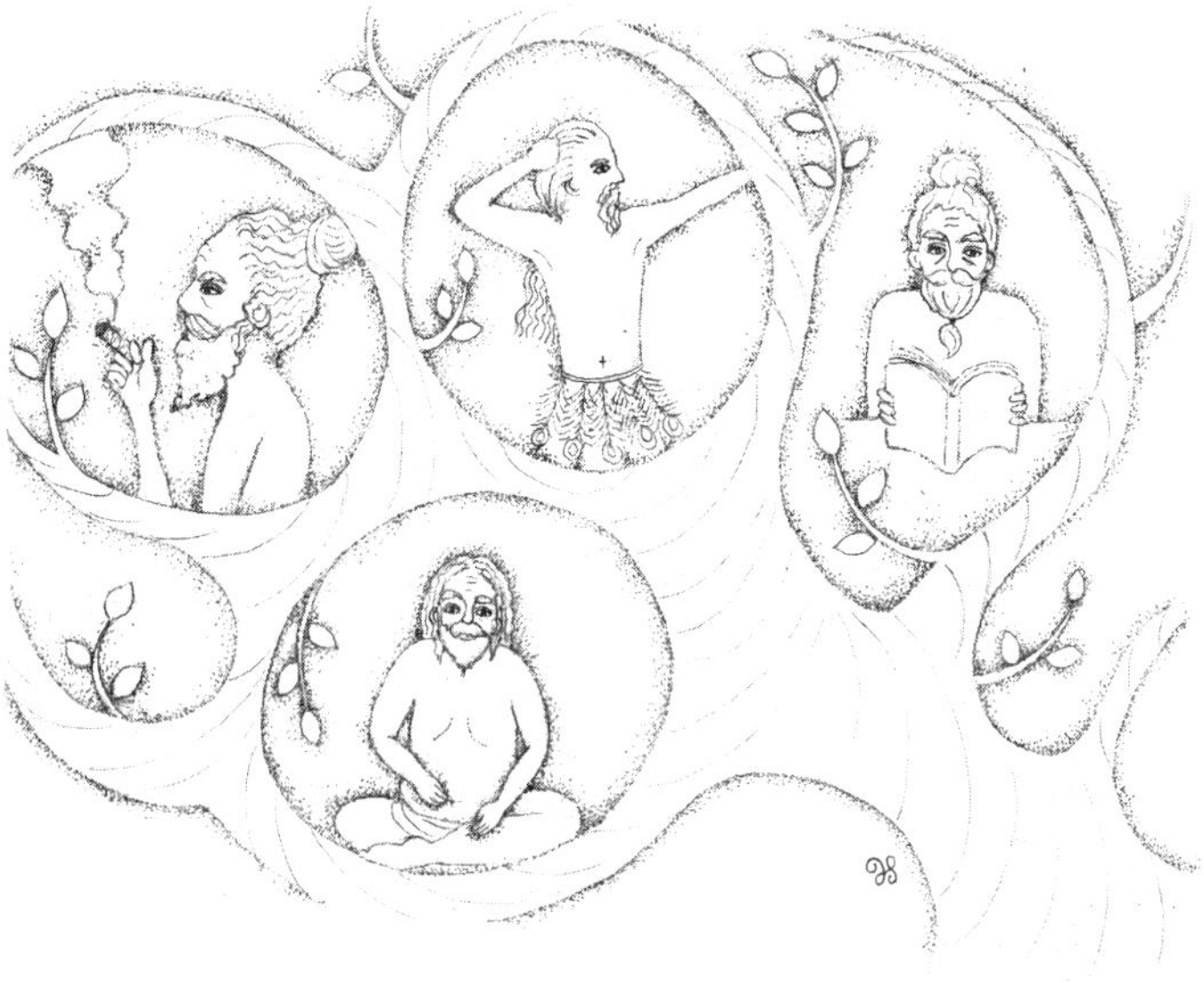

ていける工夫と能力が身についていること。この二条件が備わっていることだと思う。

私は日本でも十名近くの長寿者に会っているが、これらの長寿者の大半には、うんざりした。しかし、それは魂のぬけがらのようにボケていたからで、私には、ただ生きているというだけの存在としか思えなかった。

これらのボケた長寿者を、動物的長寿者と私は名づけたいのである。なぜならば、動物的長寿を保つには、生理的にも心理的にも、ストレスの少ない環境に住んでいればよいわけだからである。たとえば、無菌環境で育てた動物は、有菌環境で育てた同一の動物より倍以上の長生きをするそうだ。こういう条件は、だれにでも与えられるものではない。

のんびりできることも、長寿の条件

私の見た長寿者は、生活の中に緊張とゆるみのリズムを作っていたように思う。つまり、体操でひきしめ、呼吸法でゆるめる。このリズムを意識的に作っていたのだ。緊張しっぱなしや、ゆるみっぱなしでは、不健康になり、その結果、早くふけてしまうのだ。

どの長寿者も朗らかでよく笑い、消極的なことはいっさい言わず、生きることを楽しんでいるように見受けた。とくに、ヨギの長寿者は、瞑想を定期的にして、意識的にくつろぐ方法をとっていたことは、注目すべきことである。

動いたら休む。冷刺激のあとは温刺激を加える。案じるばかりでなく、まかせる気にもなる。心配がおこったとき笑ってみる。満腹のつぎには減食してみる。やかましい所で仕事をしている人は、静かなところでのんびりする。立っていたあとは、さかだちをする。すべて、このように意識的に逆刺激を与えているわけだ。

また、くつろぎ方が上手であった。たとえば、私と話しているとき、ちょっと私が小用に行って、部屋に帰ってみたら、眠っており、五分ぐらいしてから目をさまして、また話をつづけた。あるヨギなんかは、話し中にも、ちょっとごめんよ、とねそべって話をつづけた。百五十二歳のバーバも、こきざみにねむっていたではないか。これでは疲れがのこらないわけだ。

私たち文明人の欠点は、緊張が上手で、くつろぐことを忘れていることではないだろうか。

百三十八歳のおじいさんも、用のないときは、瞑想するか、歌をうたうか、ぽかんとした顔をしていた。私たちに必要なことは、上手に気分転換をすることではなかろうか。

私たち一人一人は、ろうそくのようなものである。生まれたときに灯芯《とうしん》にはじめて火がともされ、それが完全に燃えつきて消えることが、天寿をまっとうすることであり、自然死である。しかし、人間は早老や病気で、まだろうそくは残っているのに、その火を消してしまうらしい。有名なペッテンコッフェル（ドイツの化学者）も言っている。「人間は死ぬのではない、自殺しているのだ。」と。私のこのときの探検でも、その言葉は証明されている。人間はだれでも、少なくとも百歳までは生きられる寿命を持っているはずなのだ。

私は九月の末日に、日本向けの飛行機に乗った。私の胸中は、人間とはすばらしいものだ、人間に生まれてきてよかった、という思いでいっぱいだった。動物は、自分のコントロールもできないし、違った環境に適応する工夫もできない。しかるに、人間はどうだろう。法則さえ応用すれば、自分の生命さえ延長できるではないか。どんな環境にも適応して生きていける知性を持っているではないか。自分が自分の支配者になれるのだ。

七章　ヨガ実践教室

——病気を直し、強く美しくなる法

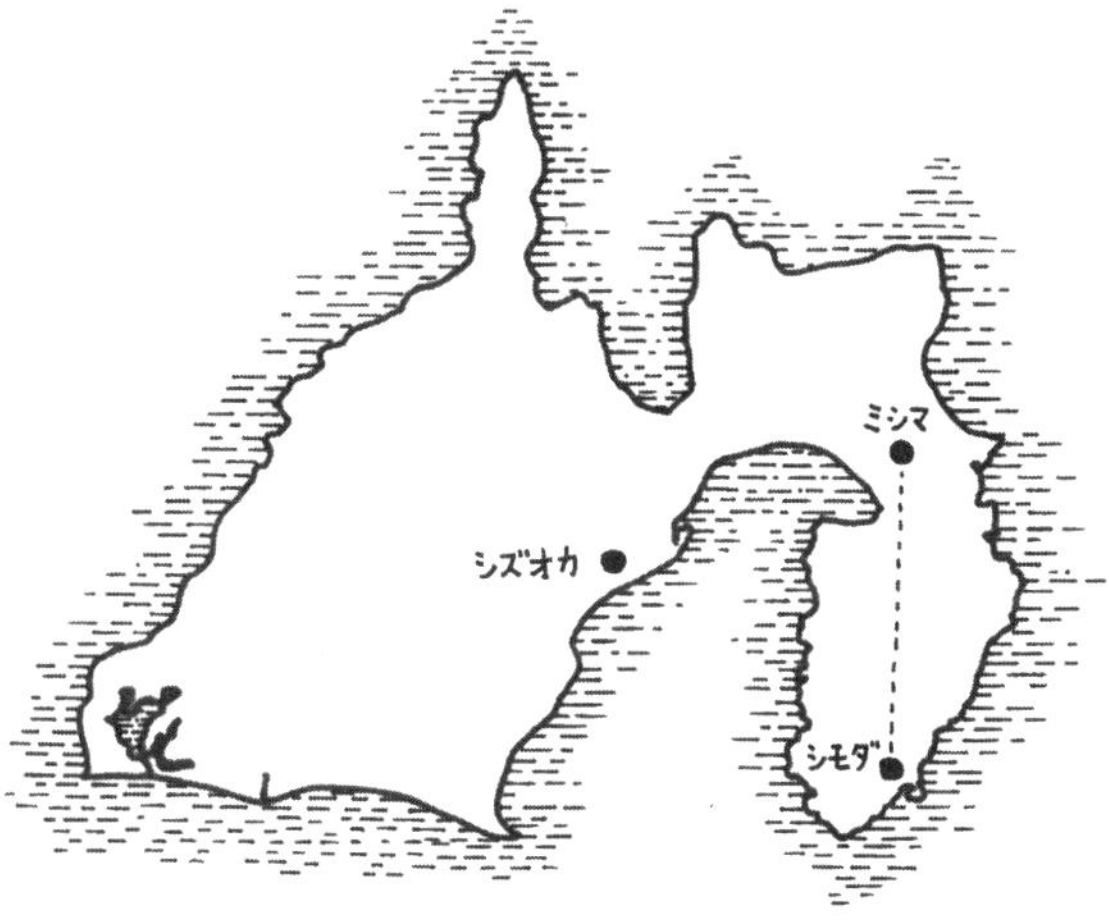

ヨガをはじめるまえに

ヨガ独特の呼吸法

私はいま、静岡県の三島《みしま》と下田《しもだ》にヨガの道場を開いている。道場には、たくさんの人がやって来る。男女を問わず、職業、社会的地位は、じつにさまざまだ。純粋にヨガの精神を学びたいという人から、心身のいろいろな悩みをかかえた人たちである。悩みといっても、じつに種々雑多である。ノイローゼ、胃病、神経痛、糖尿病、心臓病、はては脳溢血《のういっけつ》、癌《がん》、ベーチェット氏病まで、ない病気をあげた方がはやいくらいだ。ヨガの効用はじつに幅広い。幅広いというよりは無限に近いのではないかとさえ、私は考えている。

私は、その後何度かインド奥地のヨガの研究所を訪れた。そしてそこで、五千年の歴史をもつヨガが、さらに新しい可能性の発見に努めているのを知った。この発見は、いま機械文明におかされている日本人に、そのまま活用できるものである。そこでこの章では、ヨガを実際に行なうにはどうすればよいのか、ヨガの効用別に述べることにしよう。

そのまえに、ヨガを実践するにはいくつかの注意点があるので、つぎに書いておこう。ヨガははじめて行なう人にとっても、それほどむずかしいものではない。練習しだいではだれでもかんたんにできる。と同時に、注意すべき点もいくつかある。とくにポーズと呼吸法がたいせつなので、つぎにふれよう。

まず、ポーズについては、六六〜七四ページで説明した以外に「コブラのポーズ」、「ネコのポーズ」、「釣り針のポーズ」などがある。方法については、それぞれ出てきたところで説明することにする。また、ここまで読んできた人はおわかりだろうが、「さかだち」という方法が何度か出てくるが、これは、いわゆる、ふつうの「さかだち」ではなく、六六ページの挿絵のようなヨガ独特の「さかだち」のことである。

つぎに呼吸法であるが、ヨガの呼吸法は、大きく二つに分かれる。「自然呼吸法」と「意識呼吸法」である。「自然呼吸法」は七八ページで述べた「リズム呼吸法」と「完全呼吸法」に分かれる。「完全呼吸法」についてかんたんに説明しておこう。

姿勢はまっすぐ立つか、または正座で、まず横隔膜を下げぎみにして下肺に息を吸い込む。このとき腹が前に出る。つぎに胸を突き出すような気持でちょっと肋骨を開いて肺の中ほどに息を吸い込み、さらに肺の上部を突き出して吸う。そして肩を上げて鎖骨部に息を吸い込む。こうすると下腹が少し引っ込むから肺の最上部にまで吸った息がゆき渡る。以上のような順序をふんで息を完全に吸い込む。そして吸った息を少しだけもらし、五〜六秒間息をとめておく。この時、舌を上顎《うわあご》につけて意識を一点に集中させせている。

息を吐き出す時は、腹部を少しずつ引っ込ませながら足と腹筋に力を入れて、ゆっくりと力強く吐き出す。息を八分《はちぶ》ほど吐き出したら、足と腹の力をゆるめて、背を静かに伸ばしていく。数呼吸ののち、また息を吸いはじめる。これが、「完全呼吸法」である。

つぎに、「意識呼吸法」とは、七七ページで述べた「ししのポーズの呼吸法」のように、文字どおり意識的に行なう呼吸法である。精神統一をして、「長生きしたい」「感覚が鋭くなりたい」など現在達成したい欲求に意識を強く集中させながら行なう呼吸法だ。これは全部で四百種類もあるが、じっさい使われるのは限られているので、のちほど出てきたところで説明することにする。

最後にこれまで見てきたように、ヨガでは断食がひじょうに重要な意味をもっているので、つぎに断食についてくわしく述べることにしよう。

断食のしかた

ヨガでは、体操、呼吸法のほかに、断食と瞑想を合わせて行なう。この二つは、心身浄化、生命力強化のための最上法といえる。断食は、糖尿病、高血圧、中風、心臓病、胃弱、性的不能、ノイローゼ、ぜんそく、蓄膿症《ちくのうしょう》などにすばらしい効きめを現わす。

私のヨガ道場を訪れる人の三分の一は、どこからも、だれからも見はなされた難病痼疾《こしつ》者であるが、断食と瞑想でほとんどの人は完治して、帰って行く。

断食はけっして苦しいものではないが、素人が一人で行なうことは生命の危険があるから、やめた方がよい。実行する際はかならず、十分経験を積んだ指導者の下で行なうことが肝要である。それでは参考までに、断食のしかたのあらましを述べてみよう。

（１）だんだんに、小食にして行く。一日三食を二食にし、さらに一食にして、体に急激な変化を与えるのでなく、だんだんに慣らしてゆく。

（２）食事はおもに中和力、排泄力を高める食物、つまり、植物性の食物だけを食べる。

（３）心を落ちつける練習、瞑想行法あるいは深呼吸を行なう。

断食の効果は、落ちつき度に正比例する。山で遭難して、やむなく絶食したような場合、短時日《たんじじつ》で死んでしまうのは、不安や恐怖、焦りで脳波が乱れるからである。断食のみならず、いかなることでも、いやいやながら行なう時には、すべて害を生ずる。

本格的な断食を行なうには、もっといろいろな手続きを踏む必要がある。

同じことが、心のあり方しだいで、健康法ともなり、逆に生命の危険にもつながるわけなので、重ねて述べるが、断食の実行にあたっては、信頼できる指導者のもとで行なわなくてはならない。

断食の効用としては、つぎのようなものが考えられる。

（１）食べすぎの害からの解放。栄養失調は、食物不足よりも、栄養吸収力の減退によるものであり、食べすぎによる内臓の疲労が災《わざわ》いしている。

（2）毒物、老廃物の害からまぬがれる。過食、偏食によって中和力と排泄力が低下し、いらないものや悪いものを体内に残すことがある。

a　余分な脂肪やコレステロール。これらが悪性皮膚病、糖尿病、血圧異常、炎症性疾患、化膿性疾患の原因となる。

b　生理的老廃物の残留、宿便。皮膚と神経は同一系のものだから、断食すれば肌が美しくなり、神経の働きも高まる。

c　病性汚物の残留。病的体質、慢性病の原因である。

d　薬物の残留。薬の副作用病、薬毒による神経やホルモンの失調病、外科手術による後遺症など。

（3）白血球や赤血球が増加して体の抵抗力が強くなる。したがってカリエス、蓄膿症、水虫、化膿病などは、断食で直る。

（4）内臓の働きと弛緩《しかん》力を促進する副交感神経の働きが高まり、心臓と緊張力を促進する交感神経とのバランスが正常になる。すなわち、自律神経のバランスがとれて、緊張に起因するノイローゼなどが直るのである。

（5）生理の中心である間脳《かんのう》に休息を与えて、感情や欲望の異常な興奮から解放され、自己のコントロール、自然治癒能力が高まる。

（6）潜在能力を開発できる。人間には、テレパシー、念力などすぐれた力が潜在しているが、日常生活の中では発見しにくく、断食とか瞑想法によってはじめてわかるものである。断食は、都会生活という不自然な生活を強いられている私たちにとって、自然を回復する手段だともいえるのだ。

ヨガのすべての行法は、理屈よりも、体験的な真理といった方がふさわしい。どういうことが自己の心身のためによいかは、私たち自身が知っているし、自分の本当にやりたいことをしていれば、同時に健康にもよいということにつながるものだ。ヨガはだから、体験者の生活の知恵の集積ということができる。そして断食も、自分の能力を最大に発揮させるための体験的真理のひとつである。

それでは、ヨガはどういう病気に効果を発揮するのか、じっさいの方法も合わせてくわしく述べていくことにしよう。

病気を直すヨガ教室

不眠症の直し方

以前、ある証券会社の社長から、ひじょうに優秀だが八年来の不眠症でこまっているという若い課長をあずかったことがある。

私といえば、短い睡眠、つまり三、四時間眠れば十分だ。ちょうどそのころ、原稿書きが忙しかったので、不眠症とはよい助手ができたと、原稿整理を手伝ってもらうことにした。夜中の四時近くなったころ、その課長はちょっと失礼しますと、二階に上がって行った。五時に行ってみると熟睡中、彼の目覚めたのはなんと午前十一時であった。この人はこの日一晩で、不眠症が直ってしまった。

また、一人の鉄道員がやはり不眠症でやって来た。私はその人に、眠たくなるまで起きていなさいと指示した。午前二時に見まわってみると熟睡中であり、四時すぎにまた見まわったが、大きないびきをかいて眠っていた。朝、彼に尋ねたら、ぜんぜん知らないと答えた。

これが、不眠症の実態である。眠らないで生物が生きられるはずはない。不眠症とは、「不眠を案じるノイローゼ」なのである。

このように現代人のかなりの数が不眠症で苦しんでいる。安眠、熟睡はもちろん、まったく眠れないと訴えるのがこの症状であり、体がだるいのも、能率が上がらないのも、食欲がないのも、みな不眠が原因ではないかと、悩んだりする。

不眠症が苦しいのは、じっさいに眠った時間の少なさよりも、むしろ寝つきが悪いとか、ときどき目を覚ましてしまうとか、朝起きてはっきりしないとかと、恐れることにある。

だれだって、必要量だけはかならず眠っているのである。それがたった二時間だろうと四時間だろうと、要は安眠していればよいので、時間の長さなどは問題ではない。ナポレオンやエジソンは三、四時間しか眠らなかったそうだ。

睡眠八時間は絶対必要という常識があるために、眠る時間の少ないことを苦にするのは、ばかげたことだ。もしほんとうに、眠れない日が幾日もつづいたら生きてはいかれない。まず、この常識を打ち破ることである。

それではここで、不眠症の直し方をいくつか述べてみることにしよう。不眠症の原因である体の緊張は、とくに首、脳、上背部、胸、アキレス腱、腰、鳩尾《みぞおち》などに起こりやすい。

頭のうっ血は「さかだち」（六六ページ）で直るが、つぎの体操は、全身を弛緩《しかん》させるのによい。すなわち、あお向けになって大の字に寝て、ひじで支えて腰と胸を十分に持ち上げ、しばらくそのままでいて、ぱっとゆるめて体を床に落とす。これを四、五回くり返せば、首、腰がゆるんで安眠できる。眠ることは、くつろぐことだから、全身をゆるませることが必要なのである。

眠るためには、感情がしずまった状態にあることが必要である。そのためには、これまであった愉快なことやほがらかなことを思いだし、平安な気持になることが必要である。心配ごとがあると眠れない。酒を飲んだ時、よく眠れるのは、忘れることができるからである。寝るまえに、深い呼吸や、座禅をするのもよい。

数をかぞえるとか、リズムをとるのもよい。一から十までをくり返しかぞえるとか、音楽を聞くか、あるいは軽く体をゆさぶってもよい。電車に乗ってすわっていると眠くなることはよく経験するが、あれと同じである。

不眠症でいちばんいけないのは、睡眠薬を連用することだ。睡眠薬の連用は、脳細胞をこわし、目覚めても頭がぼーっとしているということになる。寝ようとすることにばかり努力せず、心、体、人格、生活のすべてを正し、くつろがすことを考えてほしい。

頭痛は、こうすれば直る

少しぐらい頭痛がするといったことでは、最近気にもとめない。頭痛も、現代病のひとつとしてかぞえられるようになったのであろう。しかし一般に頭痛は、何かの病気のひとつの症状としてでてくるものであるから、いちおう用心してかかった方がよい。頭痛で考えられるのは、つぎの五つである。

第一は、脳以外の病気によるもので、首の凝《こ》りと歪《ゆが》み、頭蓋骨の下にうっ血していることによるものがもっとも多い。

第二は、脳膜炎、脳梅毒、脳腫瘍《しゅよう》などによる頭痛。

第三は、偏頭痛の場合であり、脳血管の異常緊張から起こるものではないかと想像されている。これは蛋白《たんぱく》や塩分のとりすぎ、宿便、首の曲がり、頭蓋骨下垂などの原因による。

第四は、姿勢の歪みや神経の異常な緊張によるもの。たとえば、肩、首、手などの筋肉硬化であり、これは脳への血液の循環を悪くする。

第五は、心理的原因による頭痛である。混乱した心理状態がつづくと、脳がいつもうっ血し、筋肉が緊張する。これは脳の酸素不足を起こし、脳細胞を収縮させて、頭痛の原因となる。

つぎに、どれにでも共通する代表的な頭痛の直し方を二、三述べてみよう。
（1）「さかだち」（六六ページ）、「逆《ぎゃく》さかだち」（六八ページ）。頭（さかだち）と首（逆さかだち）の床につける部分をいろいろと変えながら行ない、いっそう気持がよくなる部分を長く行なうようにする。むりのこない程度に両方をくり返し行なう。脳への血行がよくなる。また、はちまきをするのもよく、これは、頭蓋骨をしめて血行をよくし、頭痛を除く。
（2）首、肩、手の力をぬく体操。要領は、首、肩、手などを強くねじったり伸ばしたり力を入れたりして、急激に力をぬくことをくり返すことである。
（3）血のにごりを除くためには、呼吸法や菜食がよい。呼吸法は「浄化呼吸法」がよい。方法は

①

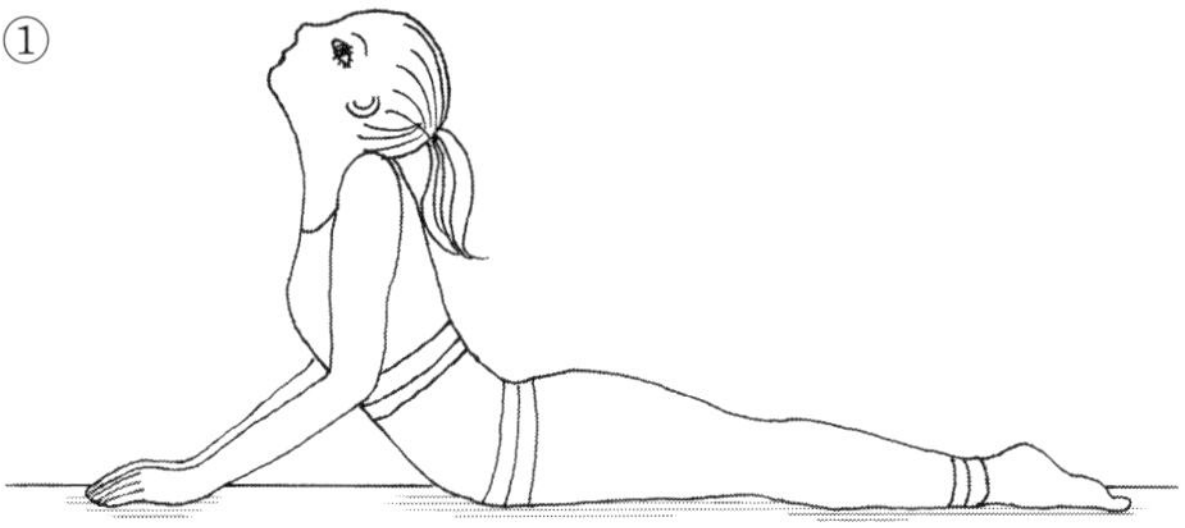

②

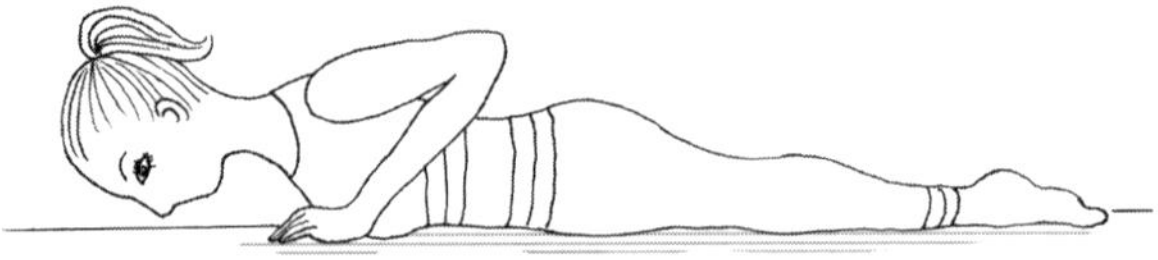

一七三ページで述べた「完全呼吸法」の要領で息を吸い込み、息を五、六秒とめておく。そして口笛を吹くときのように唇をすぼめて、口から息を少しずつ吐き出す。半分吐き出したところで息をとめて、また五、六秒そのままにして、こんどは、唇に少し力を入れて残りの息を吐き出す。

苦しい二日酔いの直し方

二日酔いで苦しんだ経験は、男性ならだれでも持っているであろう。

二日酔いは、酒の飲み過ぎから起こることはもちろんだが、身体的には、腰のねじれや、首の曲がっていることから起こるものである。この場合は脳への血行が悪く、胃炎を起こしていることが多いのである。

直し方は、まず、「さかだち」（六六ページ）を五分間して、そのあとで、後頭部を軽くたたき、腰をねじる体操をするとよい。軽い二日酔いなら屈伸運動、前屈運動だけでも直る。屈伸運動は二十回、前屈運動は足の裏の筋肉を十分に伸ばし、三回行なう。ひどい二日酔いなら、「ねじるポーズ」（七四ページ）、「コブラのポーズ」、「アーチのポーズ」（七二ページ）をこの順序でくり返し行なうこともよい。「コブラのポーズ」とは、前ページの図①のポーズをいい、頭と上体を思いきりそらす。できるだけ長時間がまんしていて、図②の姿勢にもどる。これを完全にゆっくりと三回くり返す。両手は腹の両側につけて行なう。「ねじるポーズ」、「アーチのポーズ」も、完全にゆっくりと三回くり返す。

疲労のインスタント回復法

ほんとうの疲労は、運動によって消耗したエネルギーを早く取りもどしてくれ、という体の要求である。しかし、疲労には神経的な要素が圧倒的に大きい。それは真の疲労ではなく、たんに疲労感にすぎない。ことに文明社会では、不自然な生活が、神経のかたよった疲れを作りだしやすいのである。ここで、疲労感をややくわしく分析してみよう。

第一は、エネルギーがありあまっている場合である。なまけてだるい感じというのが、この種ののだ。ぼんやりして寝ていると、ますます疲れてくる。このようなだるさは、食べ物をへらして大いに運動すると、たちまち直ってしまう。

第二に、神経が部分的に疲労しているため、全身が疲れているかのように錯覚している場合である。この部分的な疲労が固定すると、疲れがなかなかぬけないのみか、進んでは慢性病のもとになるから注意を要する。ヨガでは、これを大いに忠告している。それには、体に部分的な疲れ方をさせない工夫をすることである。たとえば、立った動作のあとは、「さかだち」（六六ページ）をする。頭を使ったあとは、足を使う。うつ向いた姿勢のあとは、そるポーズをする。騒音の環境のあとには、静かな音を聞く、というように。こうして、意識的に生活のバランスをとる工夫が必要である。

つぎに、もうすこしくわしく部分的な疲労を回復する法を書いてみよう。これらは、会社で仕事をしながら、あるいは授業中に、応用できる。

（1）目の疲れ。

a　目玉を上に向けて、一分間ぐらい無心に上方をながめる。つぎは目を閉じて、まぶたの上をしばらく静かに押さえる。そのあとで、目を閉じたまま顎《あご》を引いて、手を後ろにして、胸を張って深呼吸を五回くり返す。

b　目玉を上下、左右、斜め、と規則的に十回ずつ動かす。近くを見たり、速くを見ることをくり返す。目の疲れをのぞくだけでなく、近視や老眼になるのを防ぐ効果がある。

（2）頭の疲れ。

a　五分間、「さかだち」をする。

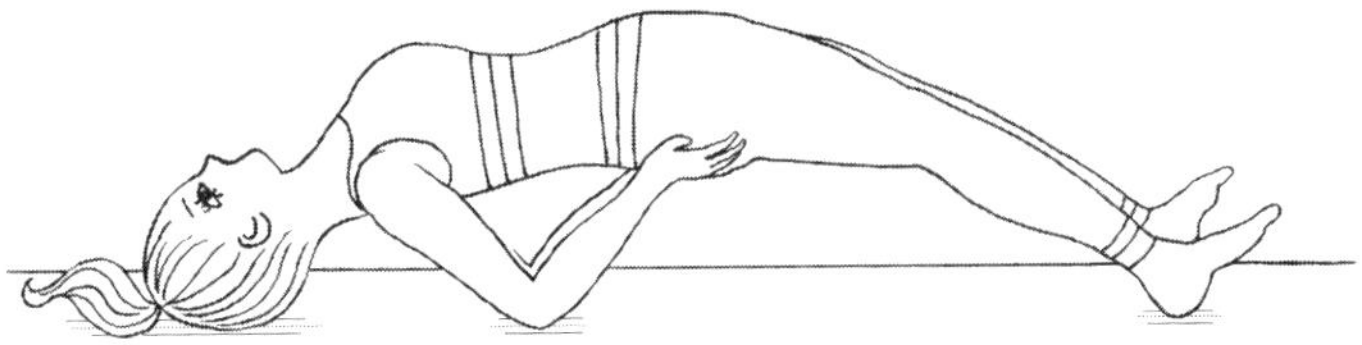

b　アキレス腱を、縁側のふちなどで、かかとに力を入れて伸ばす。八回くり返す。

c　あお向けに寝て、ひじで体をささえる。そして息を吐きながら胸を突き上げて、頭をぐっとそらせる。かかとにもぐっと力を入れて伸ばす（上の図）。二回行なう。

d　手、肩、首を回してやわらげる。十回ずつ行なう。

（3）首や手の疲れ。

a　首を、前後左右さまざまな角度に、息を吐きながら曲げる。口を大きくあけて、肩の上でぐるぐると回す。それぞれ十回ずつ行なう。

b　手を伸ばして、内側と外側に強くねじる。これを、手の上げる高さを変えて、五回ずつくり返す。

（4）筋肉の疲れ。

これは収縮力の低下を意味する。その回復には、

a　筋肉を伸ばす体操をする。

b　息を吐きながら、急に力を入れて、筋肉をしめる。そして、

瞬間的にぱっと力をぬきながら、息を吸い込む運動を二、三回くり返す。

（5）関節の疲れ。ねじる動作と伸ばす動作をする。

a　首、手首、足首の関節は、前後左右によく回して、つねにやわらげておく。

b　すわった姿勢で、手を床について、前の方にできるだけ体を伸ばし、胸を床におしつけるようにする。この背骨を伸ばす動作を三回くり返す（次ページの図）。

c　体をぐっとねじる体操をする。背骨の曲がりが直る。二、三回くり返す。

（6）なんとなく体の重たい感じをとる法。

この感じをとるには、発汗をうながし、体をねじったり伸ばしたりすれば直るから、

a　蒸し風呂にはいる。

b　あお向けに寝て、両足を上げ、両足先は頭の上を越して、床につける。その姿勢から、さらに尻を上げ下げして、背中の筋肉や、背骨を伸ばす体操をする。二回行なう。

c　「ねじるポーズ」（七四ページ）をする。二回行なう。

（7）足のだるい感じをとるには、

a　原因が塩分、水分、ビタミン類の不足だから、これを補う。

b　足だけの温冷交互浴をして、そのあとでよくマッサージして筋肉をやわらげる。

c　ビールびんを横にして、その上にのって、土ふまずを刺激する。五分間ぐらい行なう。

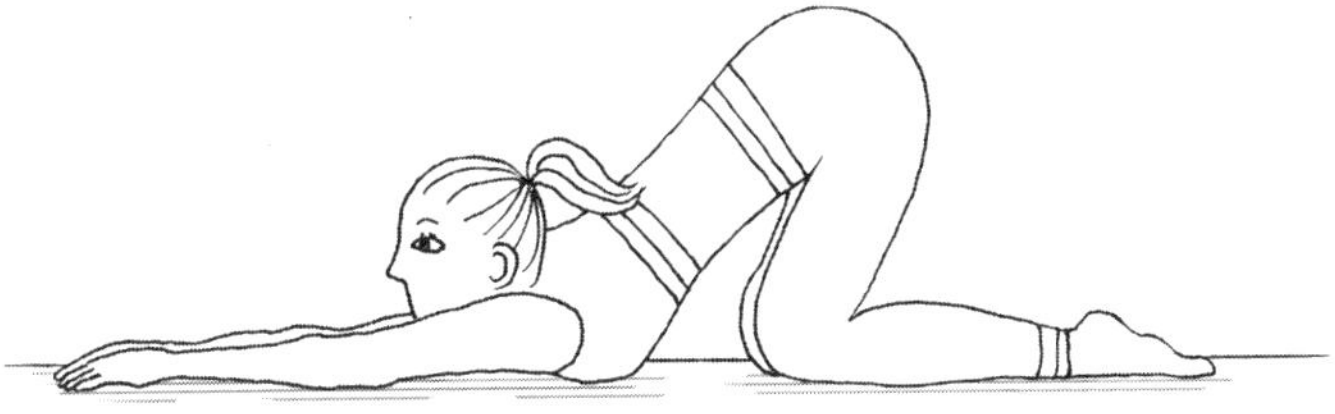

d　アキレス腱をぐっと伸ばす。

（8）手のだるいのを直す法。

目、耳、口、および頭に故障のあることを意味するから、これらを直すことを心がける。

a　「さかだち」が有効である。五分間行なう。

b　首や手首をよく回す体操をする。十回ずつ行なう。

c　腕立て伏せをする。五回ぐらいから始める。

（9）仕事をはじめると、すぐ疲れてしまう時、

首がねじれているのだから、これをとるために首の運動をする。五分間行なう。

（10）肩や首のだるい時、

骨盤がゆるみ便秘しているから、つぎの方法を行なう。

a　手を頭の後ろに組んで、あお向けに寝る。息を吐きながら、足首を内側にねじる体操をくり返す。三回行なう。

b　あお向けに寝て、足を開き、ひざを立てて、腰を上げて体をそらせながら、ひざを合わせる体操をする。三回行なう。

c　うつぶせして、上半身はそのままにし、息を吐きながら思いきり足を上げて、なるべく長時間がまんする。ひざを曲げないようにして二回行なう。

(11) 肩が凝《こ》る時、

両ひじを後ろに強く上げて、上げきったところで、急にぶらんとたらすように、力をぬく。これを十回くり返す。

セックスに強くなる

先日、三十歳になるというテレビ局員が、私のヨガ道場を訪れた。一見健康そうな彼の悩みは、「セックスの回数が少なすぎる」ということだった。現在結婚二年目だが、月一回がやっと、という。これでは妻に申し訳なく、ひじょうに悩んでいるという。

こういう悩みは、年輩者にかぎられたものだった。しかし現代の熾烈《しれつ》なビジネスの渦中にはめずらしくない現象で、多くの青年が同様の悩みを持っているようだ。私はその青年に、ヨガ行法による回復法をいくつか教えてあげた。そして幸福そうな奥さんを連れてふたたびやってきたのは、一カ月もたったころであった。それでは私が彼に教えた行法を、これから述べることにする。

行法の基本は、性能力低下の原因となる、悪い姿勢を正すという点にある。前屈ぎみの悪い姿勢の人は、胸を張り首を伸ばして、腹圧を高めるよう努力すること。

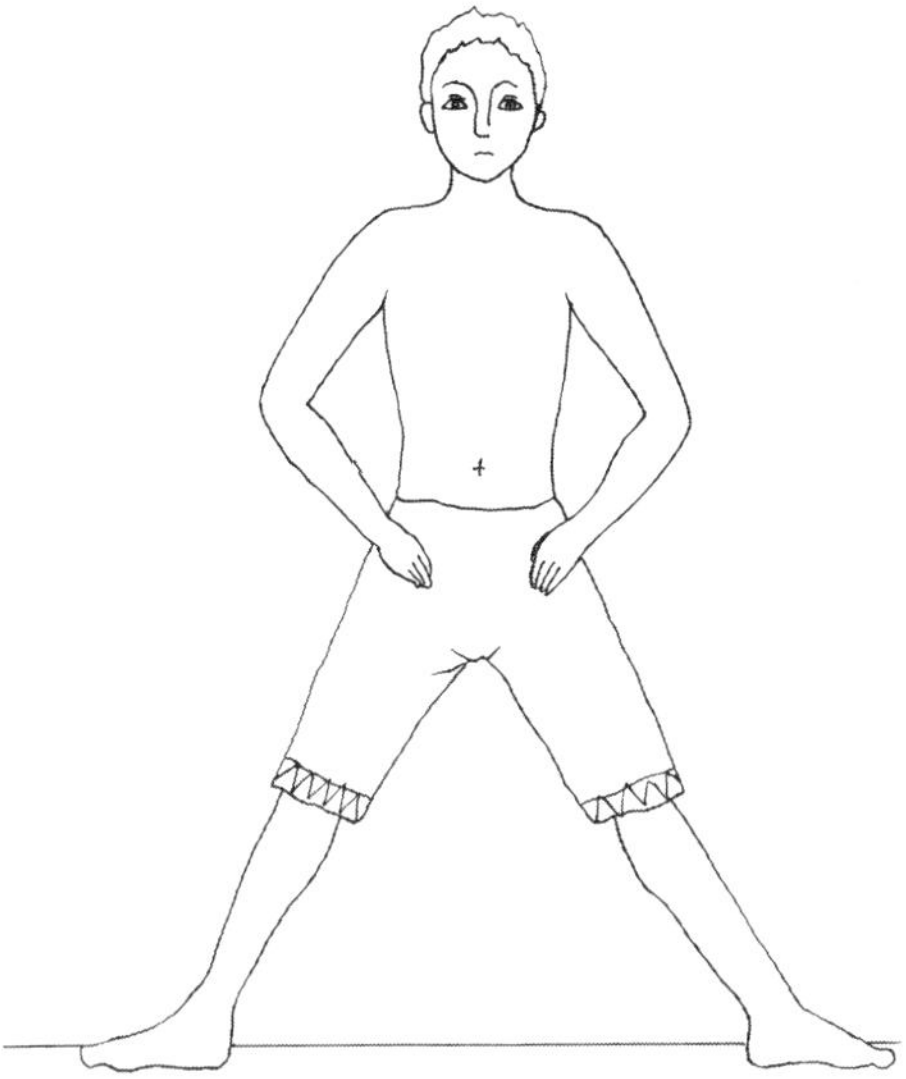

（1）「さかだち」（六六ページ）の実行。毎日朝夕二十分間行なう。これは、間脳《かんのう》、脳下垂体とその配下の、性に関係するホルモン腺を刺激し分泌をよくする。「さかだち」はまた、肛門をしめる力を強め、性感を高めることにもつうじる。

（2）内またを開く体操。上の図の体操を五回行なう。性能力のおとろえた老人は、たいてい内またがちぢんでいる。また、すもう取りの土俵入りのポーズでまたを開き、胸を張って尻をひいて、腰と腹に力をこめてもよい。骨盤開閉力は呼吸の強さに正比例し、セックスの強い人は呼吸も強い。

（3）性能力を高める呼吸法。足の裏を合わせてすわり、大きく息を吸い込んで止める。つぎに下腹部に力をこめて、そこに注意を集

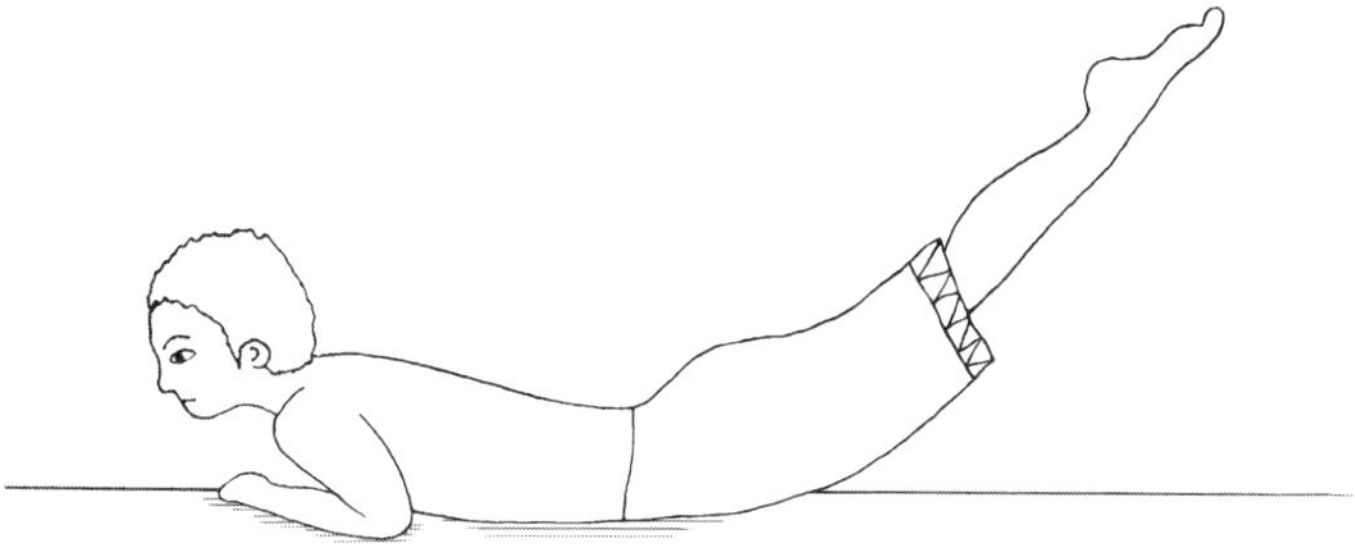

中しながら前屈し、頭を近づけるようにする。三回くり返す。
（4）腰をそらせるポーズ（上の図）。うつぶせになり、首と足とをできるだけ高く持ちあげて、ぱっとおろす。このとき、口を強くしめて顎を上げ、アキレス腱を強くちぢめていること。これは十回ほどくり返せばよい。陰部が充血して、こそばゆい感じがしてくる。このポーズは、いざ実行という場合の、インスタント強化法にもなる。また以上のような訓練法に加えて、朝起きてすぐと、夜寝るまえの二回、陰部と足に冷水をかけるとよい。
インポテンツと並んで、持続力も問題である。ヨガでは、これを呼吸法によって自由にコントロールする。三、四回吐く息に力をこめた深呼吸を行なう。性交の途中でも、射精しそうになったら、意識的に呼吸の長さを変えると、射精しない。逆に呼吸を短く早くすると、興奮は高まる。

早漏防止には、つぎの方法をすすめる。（1）肛門をしめる。（2）体位、呼吸の速度を変える。（3）注意をほかにそらせる。（4）筋肉だけをくつろがせる。

いままで、男性について述べたが、ここで女性の場合を考えてみよう。いちばん大きな問題は、不感症であろう。女性の膣《ちつ》粘膜は、本来鈍感なものである。男性の協力によって、だんだんと眠りをさまされるものなのだ。しかし、生殖器が健全でなければ、その感受性の目覚める速度がおそくなるか、あるいは、まったく感じないままに一生を終わってしまう。そこで、つぎのような体操をおすすめしたい。

（1）骨盤の開閉体操。正座してひざに強く力を入れて、外側に開いたり、内側に閉じたりする。二十回ずつくり返す。だれかにひざを押さえてもらって抵抗をつけて行なうと、いっそう効果的である。これによって、骨盤内の血行をよくし、生殖器の発育を、うながし、膣内部に収縮力をつける効果がある。骨盤がゆるんでいると、生殖器の発達が悪く、感受性も鈍る。逆にしまりっぱなしだと、つわりやヒステリーになる。この骨盤体操といっしょに、胸を張る体操、尻を後ろにひく体操を行なうと、さらに効果は大きい。

（2）あらゆる方法で足腰を強める。たとえば、あお向けになって足を少し上げ、左右に交錯運動をする。これは、三十回行なう。また、そのまま両足を少し持ち上げて耐えている腹筋の強化体操。うつぶせで、枕を恥骨《ちこつ》にあて尻の上下運動。これらは、くたくたに疲労するまで続ける必要はないが、毎日少しずつ規則正しく行なえば効果はあがる。

（3）立ったまま、足のおや指に力を入れる。同時に、足首をぎゅっと曲げたり伸ばしたりして、肛門をしめる体操をする。これは、三十回行なう。足のおや指に力があり、足首の細い者ほど、腰腹部に力があり、膣の収縮力も高いのである。中国の纏足《てんそく》は、この目的でなされたものだ。

（4）膣呼吸を行なう。これは、手をぎゅっと力強くにぎりながら、肛門を強くしめる。十回ぐらいくり返す。肛門をしめると、性器にも収縮力がつくのである。

これらの体操は、たんに女性の性感を高めるだけではない。男性にとっても有意義なことだ。たとえば、よく陰茎が短小だ、といって嘆く青年がいる。しかし、陰茎の大小は、ほんらい性感とは無関係である。女性の膣は伸縮自在だから、問題とすべきは女性の膣の収縮力をつける工夫である。

近視は、こうすれば直る

日本ほど近視の人の多い国はほかにないだろう。私は、昭和四十四年、毎日放送テレビのファミリー・スタジオという番組に出演したことがある。そこでは、ヨガによる各種の病気の直し方の指導をしていたのだが、いちばん数多くの人が集まったのは、近視の直し方の時であった。私自身も〇・〇二の視力で、十六年間眼鏡をはなせない不便な生活をつづけてきたが、ヨガ行法を実践することで、現在ではふつう以上の視力を回復している。そのスタジオに集まった人で私の指導どおりに行なった人の近視は、すべて普通人の視力になった。

近視眼には、仮性近視、真性近視、続発性近視の三つがあり、これはさらに陰性と陽性の二種類に分けられる。しかしいずれにしろ、原因となるものは、つぎにあげる四つである。

（1）不完全な栄養の摂取による視神経、および眼組織の衰弱、機能低下によるもの。

（2）筋肉の緊張とうっ血によるもの。うす暗い所でものを見たり、本に目をつけるようにして読書したりすると、眼球の焦点調節作用にむりがかかって疲れる。そのために水晶体を安定させている毛様筋が硬化して、焦点を網膜の手前に結んだままになってしまう。だから遠くを見ようとすると、像がぼけて見えるわけである。

（3）うっ血によるもの。うっ血すると眼球が大きくなり、網膜の位置が歪むために、像がぼやけて見える。

（4）右にあげた三つが心身のどこかにあるほかの原因によるもの。たとえば、心の緊張、誤った姿勢、まちがった食生活、不規則な生活などである。だから目を使うこと以外の日常にも、注意することがたいせつである。

それではつぎに、視力の回復法を少しくわしく述べることにしよう。

近視はゆっくりと治療しようとする心がけが、第一である。それには、まず食生活を改めることがたいせつである。近視は、血液中の酸性過剰が共通の原因のひとつになっているからである。だから、陽性の酸性過剰者には、海藻と野菜の根や葉の油いためがよい。または玄米、ヨガ独特の純粋そばなどを主食にして、ミネラル、ビタミンの多いものを副食にするとよい。

近視を直すには、野菜を多くとるとよい。野菜が不足すると便秘になったり、排尿、発汗が不完全になり、目の疲労を起こしやすいからだ。ビタミンA、Bは、不足するとそれぞれトリ目になったり、視力低下をひき起こす。ネコはすばらしい視力をもっているが、これは、ビタミンBを多くとるからだといわれている。またビタミンCの不足は、視神経の働きを低下させる。視力回復のためには、カルシウムもたくさんとる必要がある。

以上のような食生活をしながら、同時に、異常姿勢の修正行法を行なうことが必要である。目に異常が生じたときには、首、肩、上背が凝っており、大腿筋肉も萎縮《いしゅく》しているものである。したがってそれらの筋肉をやわらげ、伸ばす体操が必要になる。視力を回復するには、このような体の異常を直してかかるのである。それではこうした体の異常回復を助け、近視を直す体操を、つぎにいくつか述べてみよう。

（1）「アーチのポーズ」（七二ページ）と「弓のポーズ」（七〇ページ）。両方のポーズをくり返す。最初は少時間、しだいに練習して三十秒ぐらいずつ行なうようにするとよい。なお、この体操の前後には全身の力をぬいて、筋肉を弛緩させることが必要である。症状にしたがって、以上の方法のどれか一つでもよいし、全部を一日何回でもくり返すことがよいだろう。

（2）「さかだち」（六六ページ）。一日何回でもよい。一回の時間は三十秒までがよい。できないうちはむりして行なおうとせず、少しずつ行なうようにすること。「さかだち」は、頭の疲れ、首と肩

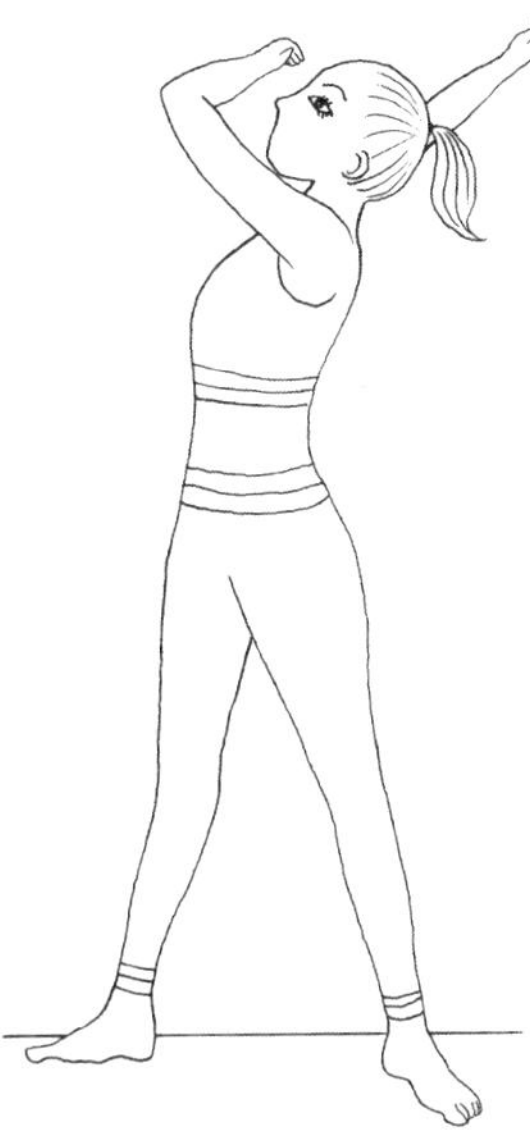

の凝りを除き、とくに目、耳、鼻の血行を促進する。

（3）手と足、および上体をいろいろな角度にねじりつつ、強く伸ばすことをくり返す（上の図）。この体操は、筋肉をくつろがせるという効果がある。朝晩十分間ぐらいずつ行なうとよい。

また近視の人は、後頭部をたたいたりさすったりする体操を、乱視の人は、肩甲骨を上下させせたり張ったりする体操を行なうのがよい。この体操と同時に、まばたきを十五回ぐらい激しくくり返したり、眼球を上下、左右、斜めに動かすことを五回ずつくり返したり、近くを見ていて、急に遠くを見ることをくり返すのがよい。

つぎに、現在視力がやや弱いかふつうに見

える人が、さらに視力をよくするための方法をいくつかあげてみよう。

（1）何か一つのものに視力を集中すること。まばたきをしないで、できるだけ目を大きく開いていること。目を細目に開いて、一つのものに注意を集中すること。太陽に向かって目を閉じてまぶたの裏に光を見ること。以上を二、三分間ずつ行なうとよい。

（2）目の冷水浴や閉目しての日光浴。できるだけ冷たい水に長い時間入れておくのがよい。

（3）肩、首、手の力をぬいて、静かに深い呼吸をくり返す方法。この場合には、息を吐き出すときに、目玉を指で静かに押さえて、吸う息とともに、静かに指の力をぬいていく。また、指に注意を集中すれば、さらに効果は高くなる。目を開いて上に向け、斜め上方の三メートル以上離れた一点を凝視し、つぎに目玉を下げて鼻の先をながめるという方法も効果的である。この方法は無心に行なうことがコツである。

いびき、歯ぎしり、どもりは、同じ方法で直る

いびきや歯ぎしりに悩んでいる人は少なくない。意外な美人がいびきの悩みを持っていることがある。いびきには三つの原因が考えられる。一つは、喉《のど》の奥が狭いことによるもの。これは、太った人に多い。もう一つは、「アデノイド」といってリンパ組織の肥大によるもの。三つめは、喉の奥がゆるむことによるもの。これは、老人や酒に酔ったときである。口で呼吸する習慣のある人のいびきは、

鼻呼吸に変えるようにすればよい。また、いままでいびきをかかなかった人がかきはじめたら、何かの病気になったことを示す赤信号である。

また、歯ぎしりは、アルカリ性中毒体質者や頭蓋骨がいびつになっている人に多い。頭蓋骨がいびつになっている人は、歯ぎしりによって無意識にいびつを直しているのである。歯ぎしりの習慣のある人は、酸性食にかたよった食事がよい。また、できるだけ薄着をして、水浴、空浴で体を冷やすことをくり返すとよい。

ふだんはどもらない人でも、あわてたり興奮したりした時には、つい、どもってしまう。これは、あわてたり、興奮したりすると、肩や首に力がはいり、重心が上がるからである。だから、どもらないためには、話をするとき、アキレス腱を伸ばして胸を張り、肩の力をぬいて、できるだけゆっくりした呼吸で、歌をうたうように話しだすとよい。呼吸法としては、ふだんから完全呼吸法（一七三ページ）を行ない、身につけておくとよい。

いびき、歯ぎしり、どもりに共通なのは、首がねじれていること、重心が上がっていること、肩、首が硬いこと、などである。したがって、

（1）腰と足の強化体操。重心が上がるのは、足と腰が弱いからである。重心を下げるには、すもう取りの行なっている四股《しこ》を踏むことである。肛門をしめ、おや指に力を入れて行なう。

（2）「逆《ぎゃく》さかだち」（六八ページ）、「さかだち」（六六ページ）、「魚のポーズ」（六九ページ）、「弓の

ポーズ」（七〇ページ）、「鋤《すき》のポーズ」（七一ページ）をゆっくりと完全に三回ずつ行なう。首および肩、胸の筋肉を柔軟にする。とくに、いびきには、「魚のポーズ」、歯ぎしりには、「弓のポーズ」、どもりには、「逆さかだち」、「さかだち」がよい。また、いびきは、首のねじれ、かたよりが主因だから、逆方向にねじったり、曲げたり、伸ばしたりする運動もよい。

ノイローゼの直し方

ノイローゼということばは、もう少しも耳新しいことばではなくなった。ノイローゼが減ったというのではなく、ノイローゼ患者がふえすぎて、いまや多かれ少なかれだれでもノイローゼになっているのだ。それは、現代社会にはノイローゼになる条件がそろいすぎているということも言えよう。たとえば、ビジネスマンは毎日積み重なっていくストレスからのがれられず、しかもストレスをまた重ねていくという、悪循環を重ねている。

子どものノイローゼというのはあまり聞かないが、それは遊びや運動でエネルギーを消散しているからである。おとなの場合、スポーツや仕事を精一杯する機会があまりないとか、考えていることを思う存分できないとか、頭に変調をきたさせたり感情の興奮をつづけさせる条件は多い。ノイローゼを直すことの根本は、一人で考えこんだり、悩んだりしないで、山登りとかゴーゴーとか、自分で楽しいスポーツ、あるいはやりがいのある仕事をして、余分のエネルギーを消耗、発散させることにある。ヨガは、自分のやりたい時に、やりたいことをして効果をあげるという自然にさからわない行法をする。

私はノイローゼには、例外なく断食と、激しい運動、体の癖を正す体操、呼吸法、座禅をすすめている。最近私のヨガ道場に来たある商事会社員に、このひとことおりをやらせてみたところ、初めのうち、逃げ出そうとしたり、泣いて騒いでいたのが、一週間もたつころには、気になるものごとがすべて解消したようで、ケロリと直って、人とも歓談できるようになり、道場での生活もより積極的になった。ノイローゼの直し方はふたつの面から考えられる。

生理的な面からの直し方。

（1）肉体労働、スポーツを思う存分行なう。発汗すると筋肉もやわらぎ、呼吸も深く、抑制神経の働きも高まる。刺激に対する安定力も強まる。

（2）体の歪《ゆが》みを正す。「弓のポーズ」（七〇ページ）、「魚のポーズ」（六九ページ）など、胸をそらせて腰に力をこめ、肩と首の力をぬく体操がよい。筋肉が硬化し前かがみになっていると、緊張から解放されにくい。

（3）断食、減食をする。食欲と性欲、感情をつかさどるのは脳の同一部分であるから、食が混乱するとほかも混乱するのである。また病気はエネルギー過剰からも起こる。断食、減食をすると、正常の人でも気分が落ちつくものである。

(4)動物性の食物を避け、ビタミン、ミネラルをとる。野菜、植物性脂肪、植物性酸は神経をしずめ、筋力をゆるめることに役だつ。

(5)深呼吸。酸素を多く呼吸できるため筋肉がやわらぎ、神経もしずまる。浅い息、乱れた息ではなく、腹の底から息をすることである。この意味で、笑うことはこのうえない治療法だ。

心理的な面からの直し方。

(1)よい結果だけを、りきむことなく想像し、よけいな心配をせず、積極的な考え方をする。

(2)感情は押さえつけずに発散する。口惜しいときには安物の皿でも思い切りこわす、悲しい時は大いに泣く、親しい友だちと語り合うのもよいし、何か趣味を持つのもよいだろう。

(3)周囲のものごとに対する適応力を身につける。なるようになれ、これも人生勉強だ、と思うこと。世間の利害、損得、好き嫌いから脱却し、心に柔軟性をもたせ、何が起こっても迷わず適応してしまえるようにする。こういう心がまえでいれば、いざという時にも、自分の最高の能力が発揮できるものだ。

(4)自分の感情をコントロールすることを知る。利害損得などにまどわされずに、裸のままの自分自身を静かに観察すること。つまり、ヨガで言う、自然心になるよう心がける。自然心とは、無条件、無要求、無功徳《むくどく》、無欲など、いわゆる、とらわれのない無の心である。

心の病気は、直そうと努力して直るものではない。あえて克服しようなどと思ってはならない。病気であることが気にならない状態になってしまえばよいわけだ。何か他のことに熱中するとかして、自分の病気のことは一切考えないことである。私たちの心の中にはたえず雑念妄想が浮かんだり、沈んだりしている。私たちは、この変化のままに、心をまかせておけばよいのである。いちばんよいのは、積極的に転換したり、心をよい方に活用することである。

じょうぶな胃を作る法

おいしいものがおいしく食べられない、これほど人間にとって不幸なことがあろうか。いかにお金持でも絶世の美人でも、胃が悪くなってしまっては、格好をよそおってみてもはじまらない。人間の幸せは、おいしいものをおいしく食べられることからはじまる、と私は思っている。

胃を悪くする原因は三つある。第一は胃にむりをかけること。第二は姿勢が悪いこと。第三は神経がいらだっていること。だから、これらの三つの原因を調べて正せば、胃病ならたいてい直ってしまう。

（1）胃にむりをかけない方法。過食、偏食は癖になるからしないこと。食欲のない時は食べない。これは栄養が十分とか、胃の中に傷があるから、胃自身で直したいとか、寄生虫がいる、妊娠しているなど、ほかに正当の理由があることだ。熱すぎる物も冷たすぎる物も、胃にむりをかけるから食べない方がよい。消化剤ばかり飲む習慣がつくと、自分の消化液を出さなくなる。薬の常用は避けること。食物はよくかんで食べる。ヨガでは、水でもかんで飲めと教えている。また食べる前に、胃にウォーミングアップを与える。その方法は、楽しく落ちついた気分で、蛋白質《たんぱくしつ》の多いスープから食べ始める。これは胃液の出をよくするためで、食べはじめたら、一口に一種類ずつをよくかんで食べ、はじめはごくゆっくり、できるだけ回数多くかみ、体温が上がるにしたがって速度を早める。これは、エンジンが暖まってから自動車の運転をはじめるのと同様の原理である。

（2）姿勢を直す方法。胃の悪い人は、たいてい胃の真裏にあたる背中の筋肉がもりあがって硬化しており、腰がねじれている。このほか、胃酸過多症、胃炎は、興奮して首が緊張しているとなりやすい。過食癖の人は、体の重心が左にかかって、左の手足が伸ばしにくい。右肩の凝っている人、頭皮のゆるんでいる人は胃がゆるんでいる証拠だ。これら悪条件を除き、胃を正常にする方法としては、つぎの四つがよい。「さかだち」（六六ページ）、「逆《ぎゃく》さかだち」（六八ページ）、「コブラのポーズ」（一八二ページ）、そして、「魚のポーズ」。以上を二、三回ずつくり返す。「魚のポーズ」は六九ページのポーズの変形で、あお向けに寝て、ひじと後頭部で全身をささえて、胸をうんともちあげ、首を左右に曲げることをくり返す（次ページの図）。

（3）神経を安定させる方法。胃は、頭よりもさきに快、不快を感じる。それほど、胃の神経は鋭敏である。腹がたつと血液中の血糖が増し、胃壁から胃液が放出される。これは胃酸過多症。感情の混乱は、胃潰瘍《いかいよう》の原因となる。神経を落ちつかせる方法は、深呼吸と瞑想法がよい。これはつぎのとおりに行なう。息を吐く時下腹に力がはいり、力をぬいた時息が自然にできるようにする。下腹に力が

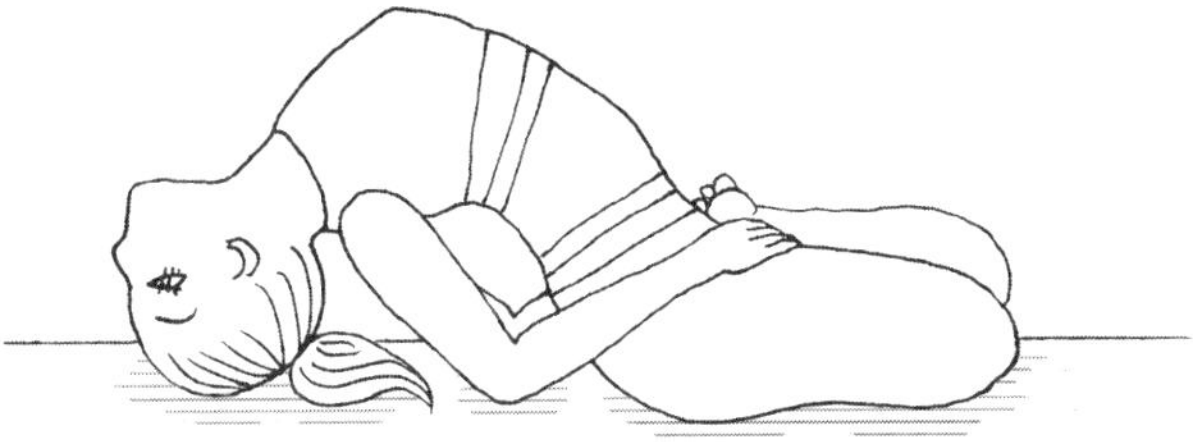

集約された時、呼吸は整い、瞑想の境地にはいる。さらに、いちばんよいのは大いに笑うことであり、これは何ものにもまさる。

そのほか、薬などではどうしようもない胃の異常のひとつに、胃下垂があるが、ヨガのつぎの方法で、短時日に直る。まず体操から説明しよう。

第一に、あお向けになって両足をそろえ、十センチほどもちあげ、できるだけ長くその姿勢を続ける。第二の体操は、うつぶせになり、両足を開いてもちあげ、そのまま耐えている、「バッタのポーズ」（七三ページ）である。腹筋力と腰筋力がなくて、かかとの方に重心がかかっている下垂症体型の姿勢には、このふたつの体操が効果がある。

つぎに呼吸法としては、息を吐き出す時、できるだけ腹筋を引っこめて、腹を上に持ちあげるようにするのがよい。食べ物としては、澱粉《でんぷん》、蛋白《たんぱく》、脂肪などの酸性食物をへらして、できるだけ鉱物質の多い、海藻、小魚、生野菜などを食べる。

便秘はかんたんに直る

便秘の恐ろしさを十分理解している人は、あんがい少ないようだ。女性はこれを恥ずかしがって、医者に相談することはないだろうし、男性にとっても、人に言えたものではない。しかし、恥ずかしがってばかりはいられない。便秘は万病のもとである。

便秘をしていると、おなかが張って苦しいので腹の力をぬこうとする。このため、足が疲れて姿勢が悪くなり、内臓の機能がにぶってくる。さらに便秘が慢性化すると、足の動脈とともにいちばん硬化しやすい腸の動脈を硬化させ、高血圧の原因ともなる。

便秘からひき起こされる病気は、つぎのようなものである。頭痛、咳《せき》、目まい、だるさ、潰瘍《かいよう》、内臓下垂、座骨神経痛、夏ばて、肩凝り、貧血、耳鳴り、糖尿病、蓄膿症など、いちいちあげていてはきりがないほどだ。

ヨガがすべての病気に対して持っている主張は、「体のことは体が本来もっている知恵と能力にまかせておけ。」というものであり、これはもちろん便秘の場合も同じである。だから治療にあたっては、つねにその病気の影響による異常状態が、どういう目的から生じているのかを十分調べてから、かからねばならない。

便秘の種類、およびそれぞれの直し方は、つぎのとおりである。

（1）移動性便秘。腸の位置が移動してわるい姿勢を作り出すもの。多くの人がかかる便秘は、たいていこれである。お尻を押してみてお尻の硬さや足の長さが左右でちがうものは、これである。直し方としては、硬い方は静かに長く、柔らかい方は強く早く指圧するとよい。

（2）神経性、および習慣性便秘。この便秘になると、太陽の下に出て、まぶしがるようになる。何回も便所に行って条件反射をつけること。この便秘の人は便がかわく癖がついているから、水浣腸をやってみるのもよい。

（3）弛緩性便秘。腸が弛緩して働きがにぶいことによる。太った人、老人に多い。食事としては、繊維質や塩気の多いものがよい。「弓のポーズ」（七〇ページ）や「アーチのポーズ」（七二ページ）を行ない、腰、腹、足に力を入れるべきである。回数をするよりも一動作を長時間がんばること。起床直後十分、寝るまえに十分はほしい。

（4）無力性便秘。これは、腸自身の無力化、神経失調、または、両者がいっしょになっているものなどに原因がある。これは腸自身が弱いので、腹筋強化法が必要である。方法としては、こぶしで腹を百回ぐらい強くはげしく打つのがよい。

（5）痙攣《けいれん》性便秘。これは痩せ型の人に多い便秘で、腹痛をともなう。これを直すには、深い呼吸と「さかだち」（六六ページ）や「アーチのポーズ」を二、三回ずつくり返し行なうとよい。また、この便秘の人は腹の中にしこりがあるので、押さえてみて硬いところ、痛いところをゆっくりと強く指圧する方法もよい。また、食事は油の多いものを多く食べるとよい。

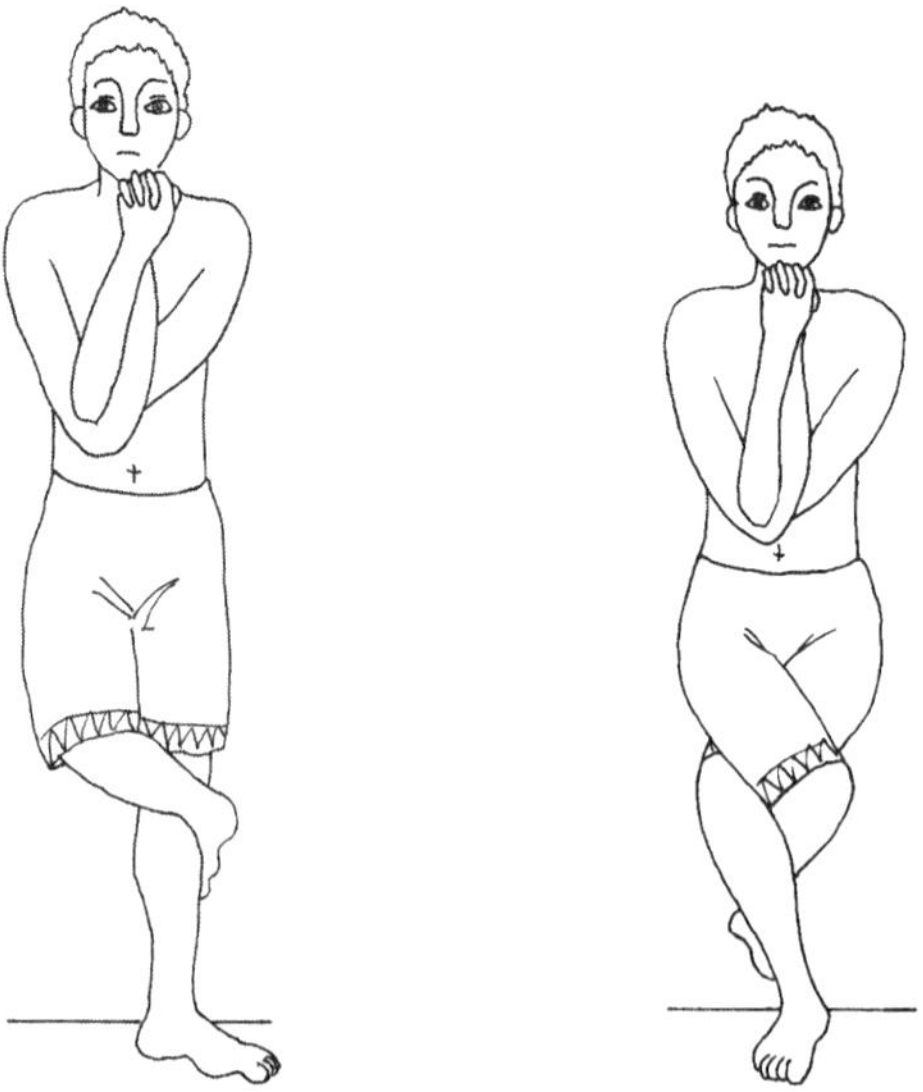

（6）衰弱性便秘。腸自身の栄養不良、とくにビタミンB、C、Kの不足によるものである。これを直すには腸の血行をよくすることが必要で、方法としては、空腹時に、足に力を入れて腹を強く引っ込めての呼吸をくり返すとよい。

（7）ほかの臓器の故障が原因となっている便秘。たとえば、足の血行が悪いと、腹部うっ血で便秘する。また足が弱いと、腸への反射がにぶくなって便秘する。他にも、胃酸過多、肝臓異常、腰に力がはいっていないと便秘したりする。いずれも姿勢の歪みが原因となっているから、左右前後のアンバランスを直す体操がよい。方法としては、「バッタのポーズ」（七三ページ）と「片足立ちのポーズ」がよい。「片足立ちのポーズ」とは、前ページの図のように左足で立って両ひじを交差させる。このときに右ひじが下にくるようにする。そして指先に意識を集中させ、深く静かに呼吸する。がまんできるだけがまんする。これはかならず左足で立って行なうこと。また、そのまま背中をまっすぐに伸ばして膝をできるだけ低くしてがまんする方法もよい。足の血液の循環をよくし、動脈硬化を防ぐ効果もある。

痔《じ》で苦しむ人のために

痔は、一度なった人でなければその苦しさはわからないという。しかも、慢性化しやすいというやっかいな特徴がある。さらに近ごろは、女性にも痔で悩む人が多いらしく、私のところへもよく見える。痔にはいろいろな種類があり、原因もおのおの異なっている。

たとえば、痔でいちばん多いといわれる切れ痔は、肛門の括約筋《かつやく》が異常に緊張していて、便がかたい場合に起こりやすい。原因としては、便秘や肛門部のうっ血、足の血液循環の不完全が考えられる。

またいぼ痔は、直腸静脈叢《ちょくちょうじょうみゃくそう》がうっ血しやすい条件を持っていて、そこにうっ血が起こることによるもので、たいていは慢性化しているものである。痔になる条件とは、

（1）便秘、足弱《あしよわ》、長い時間にわたる座業、飲酒、喫煙などによって下腹部にうっ血しやすいこと。

また女性は、一度妊娠すると痔になりやすい。

（2）肝臓、脾臓《ひぞう》の異常により内臓の血行が不順であること。

（3）括約筋《かつやくきん》の収縮力が弱いこと。
（4）肛門部が貧血しやすいこと、などである。

痔疾で苦しいのは、出血、炎症、脱肛などである。出血は慢性貧血症をひき起こし、炎症がひどくなると激痛をともなうようになってくる。これが、痔のいちばん苦しいところだ。

また痔ろうというのは、直腸粘膜から細菌が侵入して膿瘍《のうよう》を作る肛門周囲炎が慢性化したものである。

痔を直すには、まず血液を変え姿勢の異常を正し、そのうえで治療を行なう必要がある。血液を変えるとは、血液の酸度を変えるということである。たとえば、白米、野菜、海藻、小魚は少しだけで、肉や魚の多い酸性過剰食では、ビタミンやミネラルの補給ができず、血液が酸性化して組織からカルシウムを奪い、痔ができやすくなる。だからこのような食生活をしている人は、酸性食をへらして、ビタミン、アルカリ食に切り換える必要がある。

また食生活にいくら気をつけていても、姿勢がわるいと痔になるということがある。痔になりやすい姿勢とは、ネコ背でお尻に力がなく、上胸椎部と首が硬く、腰が硬く凝っている姿勢のことである。この異常な姿勢の習慣がついていると、内臓の下垂、肝臓の機能障害、腸の弛緩をきたし、下腹部がうっ血しやすくなり便秘も起こしやすくなる。

では、痔を直すにはどうすればよいのだろうか。私が痔で苦しむ人にすすめているのは、つぎのような体操である。
（1）「さかだち」（六六ページ）、「逆《ぎゃく》さかだち」（六八ページ）のポーズで、頭骨をしめる。頭骨がしまってくると、肛門括約筋もしまってくる。夜寝るまえと朝起きた直後がよく、十五分から三十分行なう。とくに「さかだち」では、頭はてっぺんをつけて行なうのがよい。
（2）「魚のポーズ」（六九ページ）と「コブラのポーズ」（一八二ページ）で後屈体操を行なう。うしろにそるときには顎をできるだけ上げて、胸を突き出して肛門がしまるようにし、うしろにそったら、しばらくそのままにしている。十回くり返して行なう。「魚のポーズ」は、高血圧、低血圧にもよく、「完全呼吸法」（一七三ページ）を合わせて習慣的に行なえば理想的である。
（3）「片足立ちのポーズ」（二〇六ページ）。また、このポーズのまま片足跳びをする。指先に視線を集中させ、呼吸は深く静かに行なう。このポーズは、お尻の筋力を強めることと左右のお尻の筋力の差をなくすことが目的なので、やりにくい方で強く長く行なう。時間は長ければ長いほどよい。びっこの人が痔になりにくいのは、足、臀部《でんぶ》に力を入れて歩くからである。
（4）骨盤の開閉運動（次ページの図参照）を行なう。開く運動は、ひじで上体をささえながら体を上に上げ、弓のようにそらす。腰も強く上げておいて、急激に腰を落とす。閉じる運動は、両手を首の後ろで組み、足の裏を合わせる。そして腰を上げないようにしてひざを床につける。そのままの姿勢をしばらくつづけて急激に力をぬいてひざを伸ばす。以上の運動を五、六回くり返して行なう。開

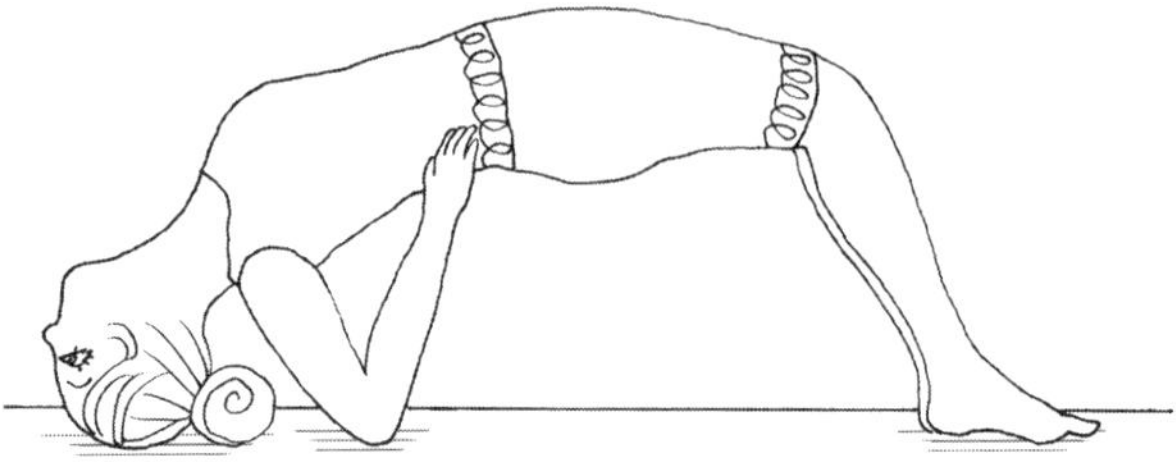

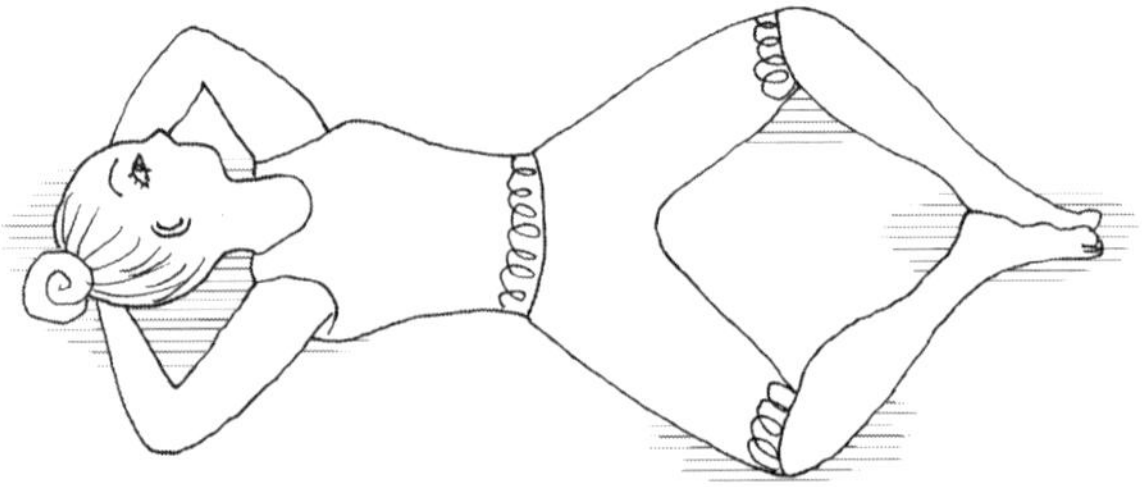

力と閉力の両方を調べて弱い方を三倍多い回数で行なう。

（5）伏臥して最低十分以上両足を上げている。また、両足を上げてみて上がりにくい足の方を上にするようにする。つぎに、「バッタのポーズ」（七三ページ）と、その変形としてバッタのポーズのまま、両足をなわかひものように上下左右に交錯する運動をくり返す。一分間ぐらいつづける。はじめはゆるく、だんだんに速い速度で行なっていくこと。

（6）正座して、肛門を軸にしたつもりで上体を前後左右上下にゆすぶる。五回ずつ行なう。この体操で注意しなければならないことは、首を曲げずに背骨をまっすぐな棒のように保って、できるだけ大きく動作すること。

（7）「魚のポーズ」、「コブラのポーズ」、「アーチのポーズ」（七二ページ）で下腹部を強化し、便通をよくする。この場合には、後背筋が強くちぢみ、腰に強い力がはいるように工夫することが肝要である。回数は二、三回でもよいが、できるだけ長い時間行なうことがたいせつである。

（8）正座して肛門に力を入れてしめあげ、下腹部を持ち上げるようにして息を吐き出す。五回くり返す。要領は、アキレス腱を伸ばしてかかとをうしろに引き、ひざ裏を伸ばしてひざの内側に力がはいるようにして、胸筋を上下左右に伸ばすこと。

（9）立ってでもすわってでもよいが、肛門をしめ、下腹部を持ち上げるようにして息を吐き出す。おや指で強く踏みつけ首を伸ばし、目を大きく開いて行なうこと。五回くり返す。

（10）立ったままでも歩きながらでもよいが、足のおや指に力をこめて息を吐き出す運動をくり返す。要領は、腰を前に突き出し腹を強く引っこめるようにして、強く息を吐き出しつつ上体を上に伸ばしていく。痔の人は小指の方に重心がかかっているので、この方法は小指側の力をぬいてやることになる。

（11）立ったままで上体を左右に振りながら息を吐き出す。おや指で床を強く踏みつけ、かかとをうしろに引くようにして、土ふまずで息を吐き出す気持で行なう。五回くり返す。

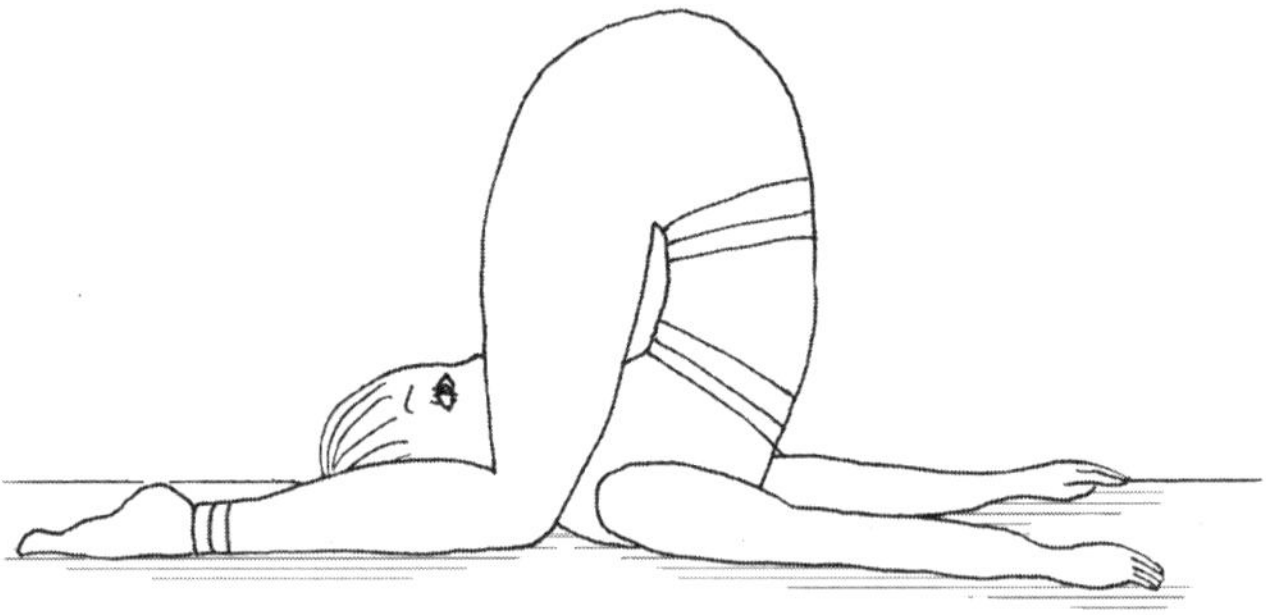

神経痛を直す法

神経痛は、かつては老人のかかる病気といわれた。若い人の神経痛など考えられもしなかったが、ちかごろではすこし様子がちがってきたようだ。とくに二十代、三十代の男性が、「神経痛を直したい。」と言って、私のところへやってくる。彼らに共通するのは、働きすぎと酒の飲みすぎである。神経痛は、神経にそった部分に炎症、または変化が起きるために起こる局部的な痛みである。神経痛の痛む部分は、姿勢の歪みの固定化、とくに腰のねじれや、内臓の異常が血液の循環をさまたげ、同時にそこが硬化して栄養が衰えたり老廃物を取り除くことができなくなってつくられる。

私が神経痛に悩む人に教えているのは、つぎのような方法である。

（1）「鋤《すき》のポーズ」。七一ページのポーズからの図のような姿勢になる。顎を胸に引きつけて、ひざを曲げ

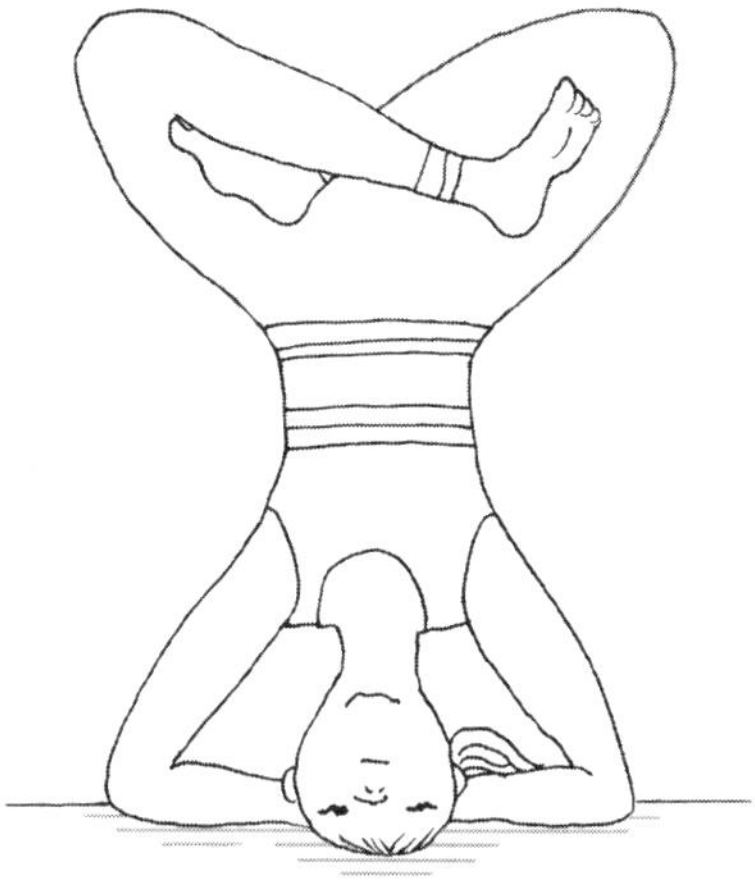

てひざ小僧が床につくようにする。ひざを曲げたり伸ばしたりする。呼吸は静かに行なう。またゆっくりともとのポーズに戻る。これを三回くり返す。このくり返しは、急激に行なわず静かに行なうこと。

この運動は、背中の筋肉を完全に伸ばし、腹部の筋肉を収縮させる。また、いつも圧迫されてくっついている椎骨《ついこつ》が一つ一つ離れ、血液の補給が順調になり、老化現象を防ぐことができる。

(2)「さかだち」(六六ページ)、および、その変形ポーズ。「さかだち」で十分に足を伸ばしきったところで、上の図のように足を組む。また前後左右に開いたり左右にじったりする。二回行なう。「さかだち」は、消化不良、肩凝りなどにもよい。

直しやすいむちうち症

むちうち症は新しい文明病であり、現代人はだれも

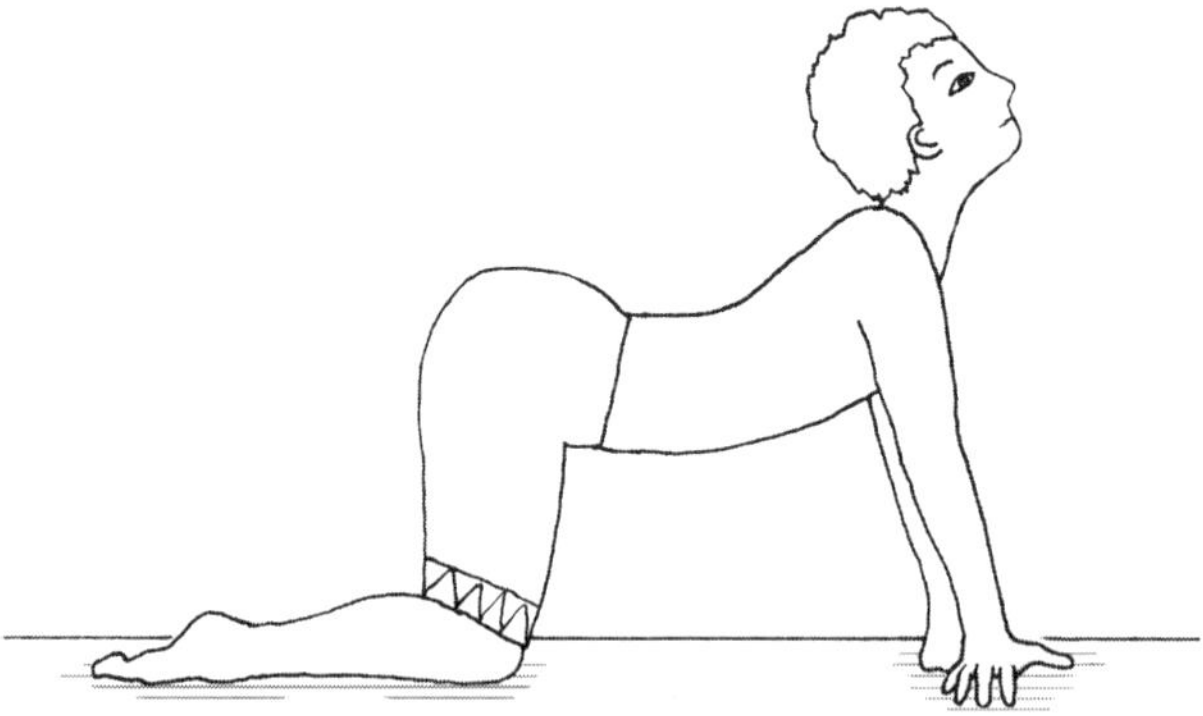

がその危険にさらされている。ヨガはまたこの新しい病いにも解決の方法をあたえてくれる。私のところへもギプスをはめた不自由な格好で多くの人がやって来るが、かならずといってよいほどの確率で直って帰っていく。むちうちになった時の状況によって、直し方は、つぎのように異なってくる。

（1）追突された場合――「ネコのポーズ」を行なう。方法は、上の図のように、ひざをついて四つんばいになり、息を吐きながら頭をできるだけ後ろにそらして、背中を引っ込める。息を吐き終わり思いきり背中をそらしたら、しばらくそのままの姿勢でいる。苦しくなったら息を吸いながらおなかの力をぬいて、もとのポーズに返る。これを何度もくり返す。「鋤のポーズ」（七一ページ）と「魚のポーズ」（六九ページ）と並行して行なうと、いっそう効果がある。

（2）追突した場合――「アーチのポーズ」（七二ペー

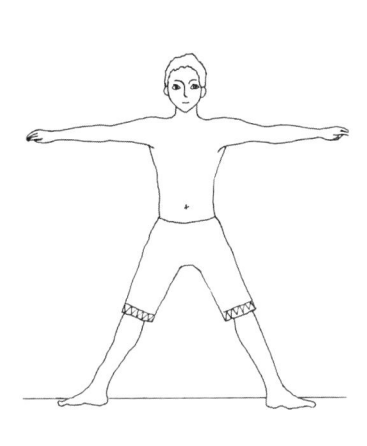

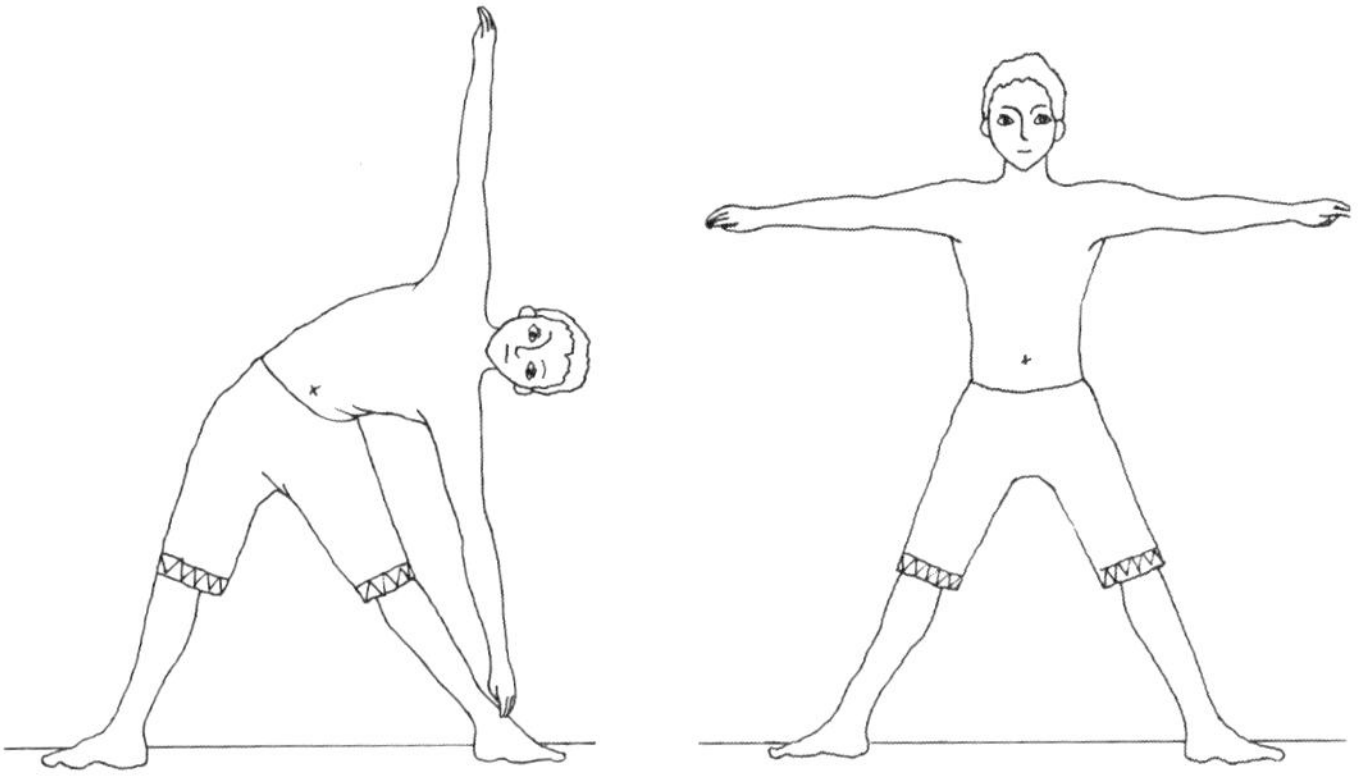

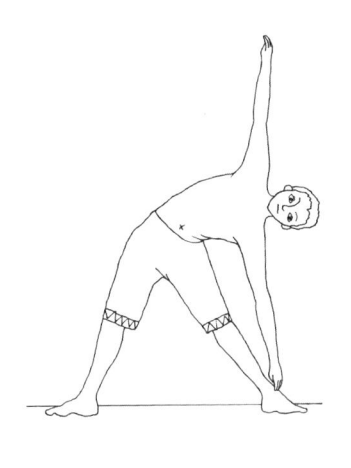

ジ)、「コブラのポーズ」(一八二ページ)、「弓のポーズ」(七〇ページ)を行なう。苦しければ、「コブラのポーズ」からじょじょに行なう。ゆっくりと二回ずつ行なう。

(3) 斜めからぶつけられた場合――「釣り針のポーズ」と「ねじるポーズ」(七四ページ)を行なう。「釣り針のポーズ」とは、上の図のように、両足を約七十センチぐらい開いて立ち、手を水平に上げ、そのまま腰から真横に曲げて、左手の先を左足首につける。またもとにもどって右に曲げる。これをくり返す。体を曲げたままで、苦しくない程度に行なう。左右に倒して一回として、二、三回ずつ、なれてきても十回ぐらいでやめる。

むちうち症になると、首以外のところにも異常が出ることがある。したがって、むちうち症を完全に直すには、以上のような体操を行ないながら、あわせて異常なところの原因をはっきりとみきわめ直していく必要がある。それは、つぎの三つに分かれる。

（1）その事故ではじめて生じた異常。急激なショックによる姿勢の歪みだから、これまで述べた方法を早く行なってバランスを回復する。

（2）事故以前にあった異常が悪化した場合。これは、（1）とちがって、患部にはできるだけゆっくりとした長い刺激をあたえるようにする。

（3）どこかに異常があった人が、その事故の時、その部分をかばおうとして、ほかの部分に異常を起こした場合。この場合には、古い異常部だけを直して、新しい異常部はさわらないようにすることが肝要である。たとえば腰に異常のあった人がころぶ時には、肩か足を保護しようとするので、そこにむりが生じる。この場合には、腰だけを直せば、肩や足は自然に直ってしまうのである。「異常部を先に保護部をあとに」――これが、直し方の正しい順序である。

蓄膿《ちくのう》症は、こうすれば直る

以前ある若い婦人が、小学校六年の男の子を連れて、私のところへやってきた。その婦人によると、最近その子が蓄膿症にかかり、集中力がなくなって勉強が手につかず、来年にひかえた中学の入試が心配である、ということであった。蓄膿症とは、鼻の中の粘膜に炎症が起きて化膿している状態のことをいう。このため臭覚がなくなったり、つまったり、頭痛がしたり、悪臭ある鼻汁が出たりするのである。

私はそのお母さんに、お子さんの様子を聞いてみた。彼は眠る時丸くなって眠り、高い枕を好むということである。また、過食癖があり、とくに酸性食を好むという。私は蓄膿症にちがいないと判断した。

蓄膿症を起こしやすい、いくつかの悪条件をあげておこう。

（1）腰がねじれているとか、骨盤が傾いて開いているような時。

（2）体の重心がかかとと体の外側にかかっており、足首の関節がかたくなっている場合。

（3）顎《あご》や恥骨が前に出たネコ背で、肩が凝りやすい場合。

（4）首がねじれて鼻への血行が悪く炎症を起こしている場合。こういう時には足首も開いている。

私がその親子に教えてあげた治療法は、つぎのようなものである。

（イ）「弓のポーズ」（七〇ページ）、「コブラのポーズ」（一八二ページ）、「魚のポーズ」（六九ページ）。側腹筋を伸ばす運動を行なったあとで、首をぐるぐる回す。ポーズを全部できなければ、どれか一つできるものを一回三十秒ぐらいずつ、一日五、六回くり返す。しかし、できれば二種類は行なうようにしたい。

（ロ）顎を強く押さえてもらって、これに抵抗して口を大きく開く体操。手伝ってくれる人がいなければ自分一人で行なってもよい。一日十回ぐらいずつ行なう。また、鼻のわきを上方に向けてマッサージするのもよい。

（ハ）食事は小食にして野菜を多くとる。

（ニ）塩水や青汁（野菜のジュース）で鼻を洗う。

以上のことに、呼吸法を合わせて行なえば、相当がんこな蓄膿症でも直ってしまう。（2）のような場合には、両足の長さがちがっていることがあるが、その場合には、短い方の足を伸ばし、首のねじれを直す体操がよい。その後、足首をぐるぐると回す。

三カ月後そのお母さんから、息子さんの蓄膿症が直ったとの喜びの手紙が、私の手元に届いた。

てんかんは病気ではない

何年かまえの夏のある日、二十二歳になるという青年が私をたずねてきた。やや小太りぎみというだけで、とくに変わったところはない。聞いてみると、小さいころからてんかんの発作に悩まされているという。

てんかんというと、例の激しい発作が思い出されるが、これには先天的なものと後天的なものとがある。軽いてんかんもちの人は案外多いものである。てんかんを恥じる人や、周囲で特別視するということがよくある。しかしこれは、ふつうの人よりなにかの刺激が多いだけであって病気ではない。

てんかんの発作を起こした状態とは、たとえば、なにかのはずみで一瞬われを忘れるといった状態に似ている。てんかんもちの人は、特異な脳波を示すが、通常人でもある種の刺激をあたえると、同じ脳波を出すことがある。てんかんは、脳のどの部分に異常があるかによって、発作の現われ方がちがってくる。

まず、発作を起こした時の応急処置についてふれておこう。発作を起こしたら、その人の肩に足をかけ、顎を手でつかみ、まっすぐ顔を上に向けて手前に引っぱる。こうすると、脳への血行がよくなり、発作時に起こる痙攣《けいれん》は静まる。この方法は、ガス中毒、乗り物酔い、失神、脳貧血にも効果がある。

では、てんかんもちの人は、ふだんからどういう行法をしていればよいのだろうか。まず「完全呼吸法」で心身をリラックスさせ、脳波を安定させることが必要である。そのかたわら断食によって体の歪みを除き、脳への血行をよくする運動をする。

私はさきの青年に、つぎのようなてんかんの直し方を教えた。

(1)「さかだち」(六六ページ)、「鋤のポーズ」(七一ページ)。「さかだち」は、朝晩二十分ずつ行なうと理想的である。少しずつ時間をふやしていく。「鋤のポーズ」は、三、四回ずつくり返し行なう。てんかんの人は、たいてい首と肩の一方が強く凝っており、首の骨が曲がっているから、反対方向に曲げたり伸ばしたりする。首や肩が凝って脳の血行がわるくなると発作が起きるものである。

(2)「魚のポーズ」(六九ページ)。胸部のうっ血をとり、肋骨を調整する。胸を強く突き出すようにして、ゆっくり力をぬき、また急激に力を入れることをくり返す。最低三十回は必要だ。

①

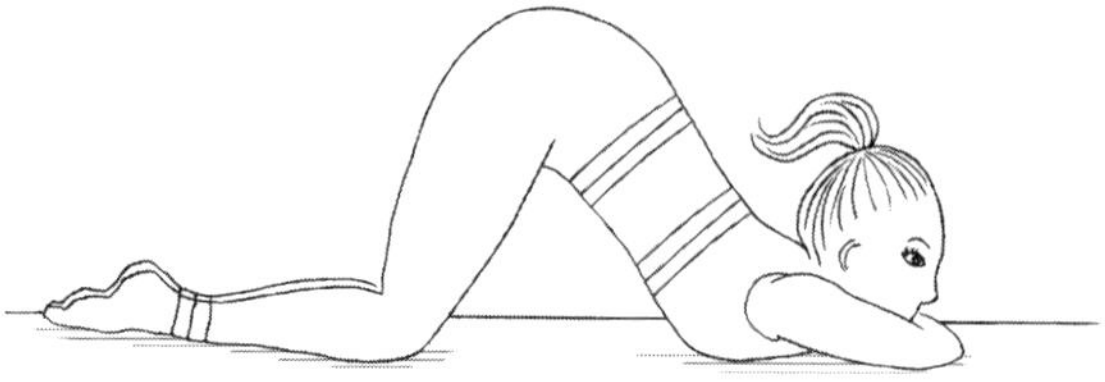

②

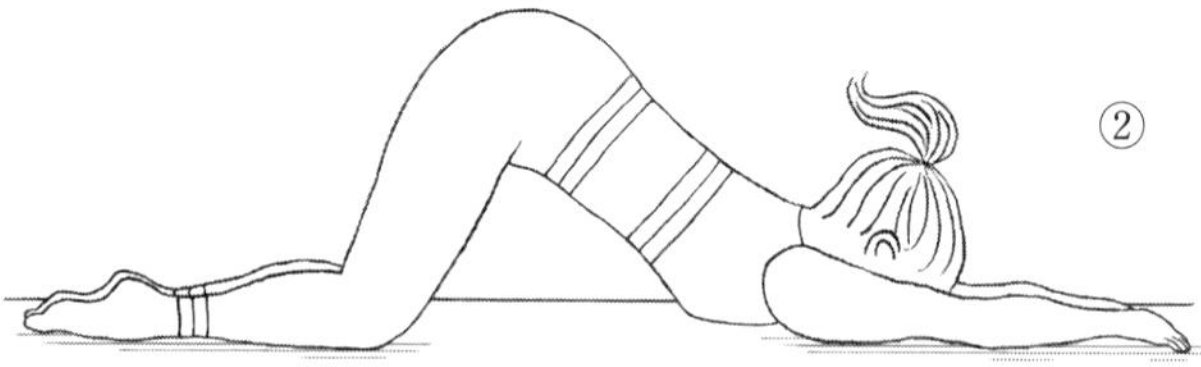

（3）「ねじるポーズ」（七四ページ）、「ネコのポーズ」（二二四ページ）。「ねじるポーズ」は、首や胸のねじれをとるためのもので、ねじれている反対側にねじる。やりにくい方向を行なう。最低五回行なう。「ネコのポーズ」は、二二四ページの図の変形で上の図①のポーズをいい、これは、息を吸った時の状態で、息を吐き出すとともに図②のように体を前に投げ出す。その時両手も同時に前に伸ばす。十回くり返す。

（4）あお向けに寝て、足を腰幅に開く。腕を曲げて額《ひたい》を押さえ、ひじを強く外側に伸ばし腰を持ち上げる。五回くり返す。

以上の方法を毎日くり返せば、後天性のものなら完全に直る可能性が高い。さきほどの青年は先天性てんかんであり、一週間ほどいて帰っていったが、半年ほどたって忘れかけていたころ、「その後先生に習った方法をつづけている。発作はまったくない」

由の手紙をもらった。先天性のものでも、くり返し行なえば効果が上がる。

心臓を強くする法

心臓がいろいろある臓器のなかでいちばんたいせつなことは、いまさら言うまでもない。しかも、心臓は、ひじょうに強くじょうぶにできているので、私たちは、ふだん心臓のことなんか考えもしないでむりをつづけがちだ。じょうぶであるという長所が逆に欠点となり、むりにむりを重ねて、いつのまにか心臓をわるくしている。心臓を強く長く働かせる条件は、じつにかんたんである。適当な運動と睡眠、そして栄養さえあたえておけばよいのである。

それではヨガによる心臓の強化法をいくつかあげてみよう。

(1)「ネコのポーズ」(前ページの図参照)。これは一日何回くり返してもよい。心臓部の血行を促進して、心臓の栄養補給を促進する効果がある。また胸筋を上下左右に伸ばすように深呼吸し、肩、首の力がぬけるように息を吐き出し、腹を引っ込める方法もよい。

(2)「魚のポーズ」(六九ページ)。深呼吸を加えてゆっくりと五回ぐらい行なう。腹、手、足の血行をよくする。心臓にむりをかけているわるい姿勢を矯正する。わるい姿勢とは重心のかたよった前屈姿勢がそのおもなもので、肩や首に力がはいって腰と腹に力がない。また、上半身と手足の筋肉は硬くなっている。とくに手足の筋肉は硬化すると、血行にむりがかかるが、これは、手足の弱い人が心臓の弱いことからもわかる。
（３）減食し、よく動いて発汗する。これにより筋肉を柔軟にし、心臓にかけているむりを除く。肥満者や筋肉が硬化している人の血行にはむりがかかっているものである。
心臓が弱くならないためには、ふだんから運動不足にならないように気をつけることもたいせつである。心臓の弱い人は運動を避けがちだが、適当な運動をして心臓を強化しないと、心臓はますます弱くなるばかりで、体ぜんたいにも悪影響を及ぼす。

食べ過ぎ、便秘をしないこともたいせつである。
（４）玄米、植物性のものを常食にし、少量だけ食べること。ニンニクが強心食といわれるのは、中に含まれている刺激物が末端の血管までひろげて血行をよくし、その結果、体をあたため、心臓の働きをうながし、またビタミンB_1の吸収をうながすからである。

ぜんそくで苦しむ人のために

ぜんそくは、しつこくて直りにくく、かかった人でなくてはわからないようなうっとうしさや、苦しさがある。またふつうの人でも、へんな咳が出たりすると、心配になることはよくある。ぜんそくの咳そのものは、病気ではなく、たんなる症状にすぎない。

ぜんそくでいちばん多いのは、気管支性と心臓性である。このふたつは症状は似ているが、その成り立ちはちがっている。だから、一方に有効な治療でも、他方には用いてはならない。

気管支性のぜんそくは、気管支の痙攣《けいれん》、粘膜の充血、腫脹《しゅちょう》、分泌物の増加などによって、発作的に呼吸困難を起こすものである。一方、心臓性のぜんそくは、高血圧や、心臓への血行不循などに関連して起こる呼吸困難であり、食べすぎや、体のかたよった使い方などが誘因となっている。

気管支性は、気候の変わり目や、明け方の温度の変化する時に発作が起こることが多く、心臓性のものは、睡眠中が多い。また気管支性は安静にするほどよくなく、逆に心臓性には絶対安静が必要だ。咳のつづくのは、胸部から上がうっ血していて、肺にいく空気の呼吸量が少ないか、あるいはまた、空気が肺から出にくいかのどちらかであるから、その悪条件を取り除けばよい。

ぜんそくを直すには、つぎの方法がよい。これらは、気管支性、心臓性どちらにも共通する方法である。

(1)各種の呼吸法。とくに、「スイッタリー」という呼吸がよい。これは、立っていてもすわっていても、また歩きながらでもできる方法である。舌を管のように細長く丸めて少し突き出す。そしてシーッという音をたてながら口から息を吸い込む。苦しくない程度にできるだけ長く息をとめる。つぎに両方の鼻の穴から静かに息を吐き出す。十五分ほど行なう。

(2)「魚のポーズ」(六九ページ)と「弓のポーズ」(七〇ページ)。腰のねじれや、手足の筋肉をやわらげる体操である。両方のポーズをむりをしない程度にくり返す。むりをしてくり返さないことがたいせつである。一日十回が限度であろう。うっ血をとることにより、ぜんそくを軽快させることができる。

ぜんそくには、つぎの体操もよい。(a)ひざを抱えてあお向けになる。(b)足に力を入れてつっぱる。(a)と(b)をくり返す。

(3)玄米食、生野菜食を中心にする。咳をでやすくする澱粉質を少なくし、ビタミンBやCを多くする。痰を作らないために、蛋白質も少なくした方がよい。

脳溢血《のういっけつ》で中風になった時の直し方

脳溢血による卒中を起こし半身不随になった老人は、自分がすでに子どもたちに迷惑をかけるだけの生ける屍《しかばね》になったと絶望するかもしれない。しかし、半身不随は努力しだいで直るのである。方法さえ正しければ、脳溢血、脳軟化症などの後遺症は残さずにすみ、半身不随などの中風になっても、ある程度は回復できるものである。

ではつぎに、卒中が起こってしまった時の応急の処置とヨガによる回復法を述べよう。

(1)倒れたら脳溢血か脳軟化症かを見分ける。顔色が赤ければ溢血、青ければ軟化症である。

(2)腹から上をらくにし、呼吸をしやすくする。溢血は、床に寝かせて上半身を三十度の角度まで上げ、頭を冷やし、首を麻痺《まひ》側に向けて、麻癖側を少し上げぎみにする。軟化症は、上半身を上げない方がよい。

（3）口、首、肛門を冷やす。これは脳の血行を促進するためである。

（4）排便をよくするため、腹部に味噌《みそ》か、塩の湿布をする。

以上のような処置をとって、本人の気がつくまで安静を保っておくことがたいせつだ。そして本人が気がついたら、つぎのような回復法を行なう。

（1）動く方の手足を、できるだけ本人に運動させること。

（2）寝たままの腹式呼吸を実行させる。

（3）最低二週間ぐらいは、重湯《おもゆ》と青汁だけあたえる。食べると直りにくいのである。上手に断食と完全排泄をさせることが完治のキメ手である。柿しぶに含まれるシブオールは、細胞収縮力があり、また桑《くわ》の皮や根の煎汁も効果があるから飲ませるとよい。

そして二、三日たったら、

（1）動かせる方の手足にはげしい運動を、動かない方の手足にも軽い運動をはじめる。動く方への刺激は、他方へも影響するのだ。

（2）食物は玄米、および植物性の副食だけにして、生のもの、油いため、とくに山芋のようにヌルヌルしたものか、酢のものがよい。

（3）座椅子にすわって、座禅呼吸を行なう。

（4）一人で立つことをくり返す。

これらの方法は、中風になって数年たってからの人にも応用できるが、古い中風者は、まず重湯と青汁だけの断食から始めるのがコツである。

多くの人は、他人にたよらなければ、直せないように思っているが、中風にかぎって、他人の補助はかえって直りを遅くするものである。本人が、動かない方を寸刻をおしんで動かすように努力し、依頼心を捨て、たえまなく運動すれば、かならず全快するものである。

背は三センチ高くなる

身長というものは成長期をすぎたら伸びないとあきらめるのは、せっかちすぎる。つぎに説明するヨガの秘法を毎日十五分間実行することで、最低で三センチ、上手に効果をあげていけば六センチまでは身長を伸ばすことができる。

ヨガで行なうのは、身長の成長を促進させる方法ではなく、本来もっと伸びるはずだったのが、筋肉の萎縮とか、背骨の歪曲によって、さまたげられたところを正しくするというものである。これらの悪条件は、おもに体の歪み、関節の硬化、背骨の軽い脱臼《だっきゅう》や圧迫、ねじれなどに原因するものだが、ヨガでこれらの悪条件をとり除けば、背は高くなる。つぎにもっとくわしく説明してみる。

（1）あお向けに寝て、台の上に片足ずつのせ、腰をぐっとあげて、その腰を急にすとんと落とす。

①

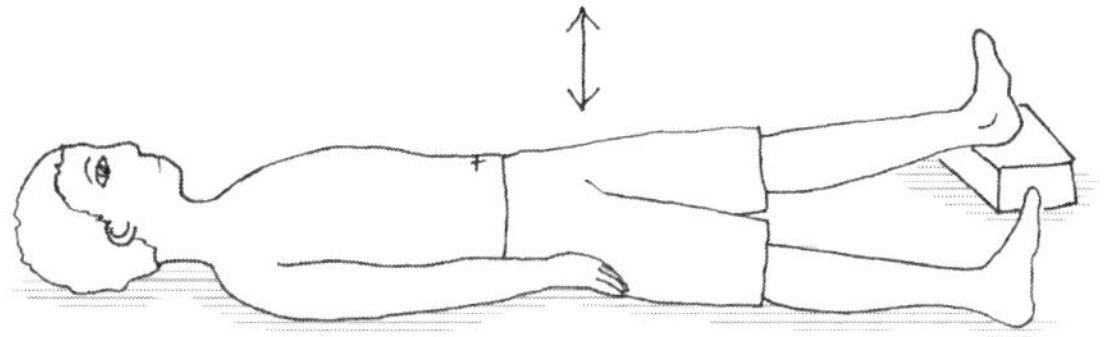

②

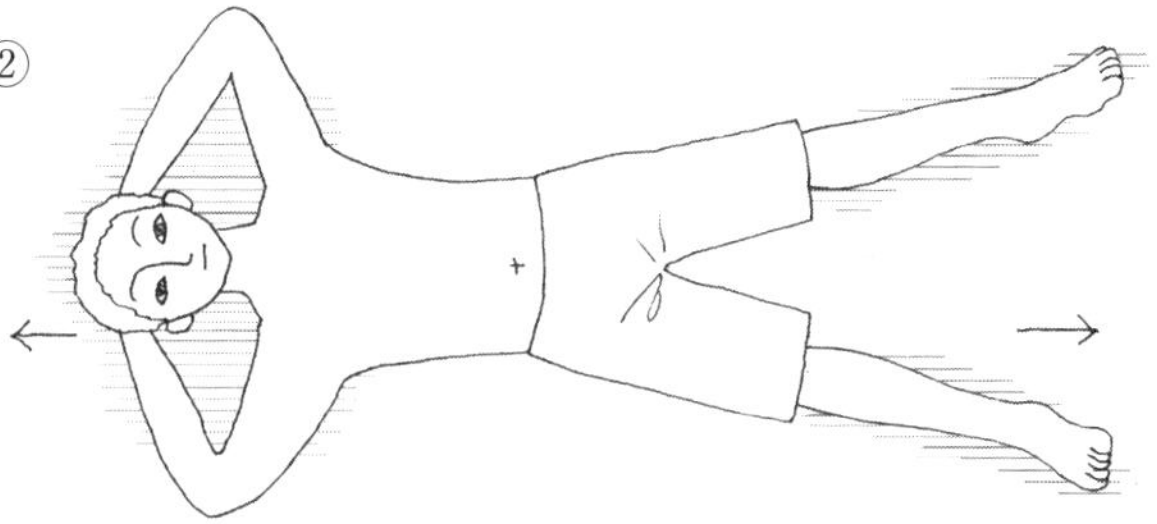

足を左右に変えながら、毎日十回以上くり返す（図①）。

（2）あお向けに寝て、後頭部で手を組む。息を吐きながら、ひざ裏の筋肉と、首を同時にぐっと伸ばす。これも、十回（図②）。さらに寝たまま、体を左右によくねじる体操をする。

女性のためのヨガ教室

月経異常は、こうすれば直る

月経異常とは、生理不順と月経中の異常のことをいう。その原因には、つぎのようなものが考えられる。

（1）便秘、排尿、発汗の低下によるもの。

（2）過食、とくに糖分や塩分、また動物性脂肪の過剰によって起きるもの。これには栄養の過不足も含まれる。

（3）運動不足や姿勢のねじれによるもの。

（4）腹や足の力が弱いため、腸の下部にうっ血していることから起こるもの。

（5）感情の混乱。たとえば、急にこわい目にあったり、なにかのことに緊張したり、興奮状態がつづくと、月経に変調をきたすことになる。月経異常は脳の興奮原因にもなる。

月経はその期間に異常があってもその時だけのことなので、見のがしたり、忘れたりしがちだが、放っておくと、ほかの病気の原因になりやすい。だから早めに原因をつきとめて、直しておくことがたいせつである。

月経の異常原因除去の方法は、呼吸法による感情コントロールを中心とした、生活そのものの改善にある。心身に疲れを感じた時、つぎの呼吸法をすること。

背骨を伸ばし、足を腰の幅に開いて直立。両手を握って後方に伸ばし、息を胸いっぱい吸い込む。両腕を瞬間的に前に伸ばし、同時に両ひざは曲げる。これを三回、この間息はとめる。両腕を、指を伸ばしてさげ、全身をゆすりながら、息を強く吐きだす。寝るまえと起床直後に行なうのがよい。

また、つぎの運動をするとよい。椅子にすわり、上体をねじりながら呼吸をする。また、ひざの開きにくい方に強く開く運動を呼吸といっしょに行なう。

冷え性は、かんたんに直る

冬の夜、冷え性に悩まされて、なかなか寝つかれないといった経験を持つ女性は意外に多いと聞く。だが、湯たんぽをかかえながら寝る美人の図を想像するのは、あまり愉快ではない。冷え性は、湯たんぽやかいろを入れていくらあたためても、冷えを感じてこまるものである。

冷える場所でもっとも多いのは腰、つぎは手足である。また冷えると訴えているところをさわってみて、冷たいとわかるものと、さわってみてもわからない冷え性とがある。

冷え性になる条件の第一は、貧血である。貧血は、月経などによる出血後の赤血球の不足、また偏食による鉄分、銅分、ビタミンB_{12}、Cなどの不足から起こる。神経質であるとか運動不足、不完全呼

① ②

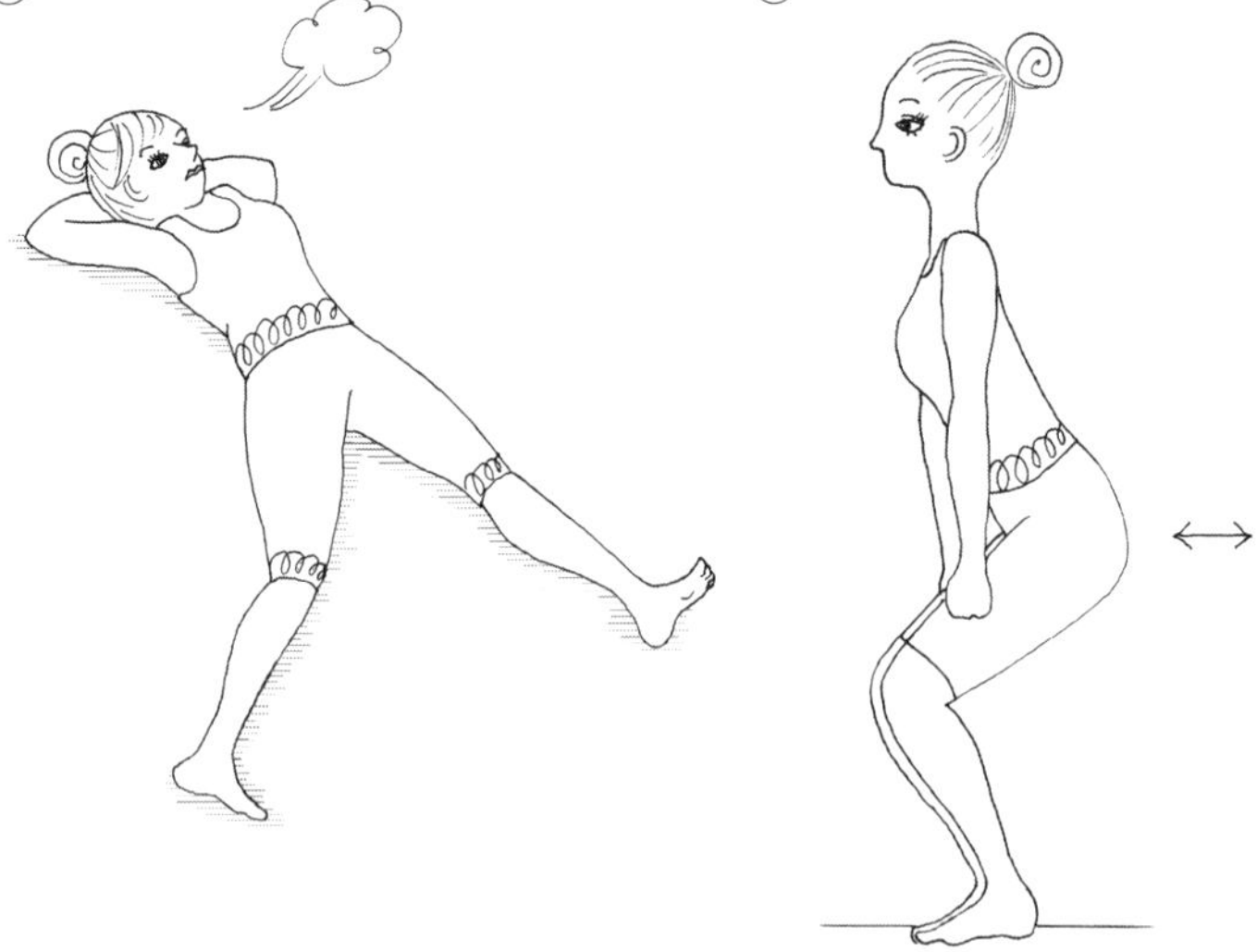

吸をしている人に多い。

冷え性になりやすい第二の条件は、自律神経の失調によるものである。自律神経は、精神的な影響や、ホルモン分泌の不調によって失調することが多い。血管に収縮癖がつき、血液が流れにくくなるから、四季に関係なく起こる。冷え性の人が、冬だけでなく暖かい気候の時でも手足が冷えて寝つかれないことがあるのは、このためである。またとくに更年期には、卵巣ホルモンの分泌が不順になり、自律神経の働きが失調する。このため、血管の伸びちぢみがわるくなって、のぼせたり冷えたりすることがある。

冷え性を完治させるには、座禅、さかだち、各種の呼吸法、心の積極さと安定

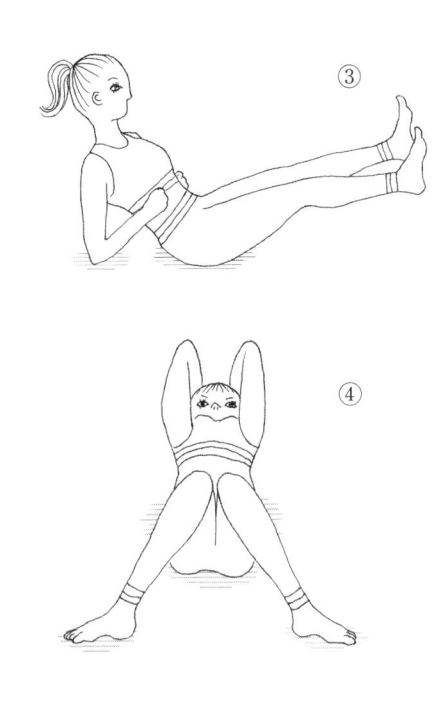

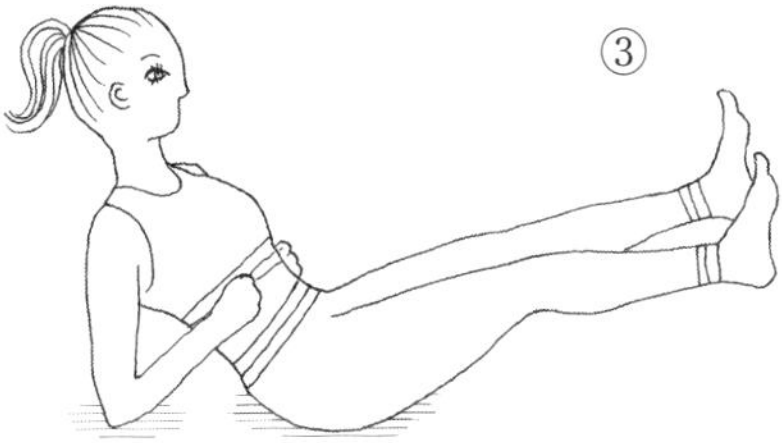

③

④

を養成することなどがよいが、もっとくわしく、原因別に最適の方法を述べてみよう。

（1）卵巣の働きがわるい時。この原因を断つには、ヒップをうしろに出す体操（前ページ図①）、腰のねじれを直す体操（前ページ図②）、骨盤の開閉運動（上の図③④）がよい。

ヒップをうしろに出す体操は、まっすぐ立って、ヒップを前後に激しくゆするという動作をくり返す。スピードは一定でなく、早くしたり、遅らせたりすること。少なくとも五分間は行なう。

腰のねじれを直す体操は、あお向けになって足をできるだけ大きく開き、腰を持ち上げてねじれにくい方向にねじる。

しばらくねじったままにしておいてから息を強く吐き出しながら、急に力をぬいて、すとんと腰を落とす。二十回ぐらい行なう。

また、骨盤の開閉運動の場合、開く運動では、前ページ図③の姿勢から足先を外側に開きながら、ひざを床につけるようにする。ひざが床についたら、しばらくそのままにしておいて急に力をぬき、ひざを伸ばす。閉じる運動では、前ページ図④の姿勢をしばらくつづけてから、足を急激に落とし、つぎに上体をおろす。強く力を入れて急にぬくのが、コツである。

（2）運動不足によるもの。冷え性は痩せた人に多いが、太った人でもなることがある。それは血液によって運ばれる熱が、皮膚の下にたまった脂肪にさまたげられて、表面までとどかない時に起こる。激しい運動で、脂肪をとりのぞくか、ビタミンEを多く含んだ植物性の油、たとえば小麦や米の胚子《はいし》油、トウモロコシ油などをとるとよい。ビタミンEには血管運動を調節する働きがある。

（3）動脈硬化によるもの。むりのない程度の運動を行ない、筋肉を柔軟にし、また発汗することがよい。深い呼吸とか、菜食に切り換えることもたいへん効果的である。

（4）臓器の異常のため、そこに血が集まり、外部の貧血が起こる場合。これはまず、体の異常をみつけて直すことが肝要である。

（5）宿便による場合。断食、菜食などで、これも宿便の回復が先決である。

（6）肝臓機能の低下によるもの。肝臓を強化するには、腹式呼吸がいちばんである。息を下腹の方へ送るつもりで呼吸を行なえば、自然に腹圧を高め、血行もよくなる。また、あお向けに足を伸ばして寝て、上体をゆっくり起こしながら、息を吐き出す呼吸法を行なってもよい。食事は玄米、生野菜、根菜、海藻に切り換えること。

（７）筋肉の硬化、無力化によるもの。これも血行の不良が原因している。まえに述べた、腹式呼吸法、それに、足腰を強くするため、激しい屈伸体操をするとよい。すわっている時でも、力を入れてひざを閉めることを行なえば、よい運動になる。

十分食べて痩《や》せる法

最近の女性は、昔にくらべればずいぶんしまった体つきになった。それでも、まだ、より以上痩せたいのが女性のつねらしく、痩せたい女性が、私のところへも毎日のようにやってくる。ヨガは女性のこの願いをかなえるのに絶大の効果がある。

美しく痩せるためにすることは、つぎの三つのことだけでよい。（１）食べる物を注意して選ぶ。（２）体の上手な使い方を知る。（３）心による体のコントロール技術を身につけること。では、それぞれについてくわしく述べてみよう。

（１）まず、いろいろの食物が体にどのような影響を及ぼすかを考えてみなければならない。

まず、蛋白質は、血や肉をつくるという働きがあり、生きていくにはぜったい欠かせないものであるが、動物性脂肪は、血管の中にコレステロールをため、動脈硬化の原因となりやすいので、なるべく少なくするようにしたい。ヨガではふだんの食事でも菜食を主としているが、美しく痩せたいと思ったら、植物性蛋白質と脂肪に切り換えるべきである。

糖質は、米などにも含まれているため、日本人は多くとりすぎる。糖質は脂肪とともにエネルギーのもとだが、余分にとると、体内で皮下脂肪をつくり出す。また運動不足でエネルギーが過剰だと、不完全燃焼の焦性ブドウ糖、乳酸をつくり、肝臓の働きをさまたげ、神経麻痺を起こし、さらには脂肪を十分に燃焼させることをもはばむ。

また脂肪は、食物中いちばんの高カロリーを持つ栄養素である。一グラム当たり九カロリーという高熱量ではあるが、日本人は欧米人にくらべ、少量しかとらないので、それほど心配する必要はない。しかし、成長期をむかえた若者とか、重労働をする人は逆にふつうより多くとってほしい。これも動物性のものはよくない。リノール酸を含む植物性の脂肪、ゴマ油、大豆油、米ぬか油などは体内のコレステロールを追い出す効果があって有効だ。

ミネラル、ビタミンは体の潤滑油として、食物の消化、吸収、エネルギーへの転換、細胞の合成、新陳代謝の促進など、ひじょうに大切な役割をもっている。ニンジン、ゴボウ、レンコンなどの根菜、乾燥野菜などを多くとるとよい。しかし水分、カリウムを含むものは、体を浮腫《むく》ませるので、これらの害をのぞいて食べる必要がある。ゴマ油は野菜の葉緑素を体中に吸収させて、有効な食品である。

ヨードは、海藻に多く含まれる栄養素であり、ごく少量、一日約〇・六五ミリグラムで、太る原因となる脂肪を燃焼させる。ただし塩分といっしょだと効果が薄れるから、中和のため酢のものなどにして、酸と合わせるとよい。

水は、健康状態のよい時は体が要求するままに飲めばよいが、飲みすぎると血液の濃度が下がるので注意すべきである。やや太りぎみの人で、一日五合（〇・九リットル）が限度である。

食事一般についていうと、太るからといって極端な節食をすることは、避けるべきである。摂取したカロリーとエネルギーのバランスがうまくとれていさえすればよいのだ。脂肪、とくに植物性の脂肪はエネルギーとしてすぐに消耗されるので、あとにはまったく残らず、悪影響は少なくてすむ。「痩せたい」という目的でする断食は害を生み出し、節食は栄養不良にしてしまうのである。

動物性蛋白質や脂肪を食べる時には植物性の蛋白質や油を用いて料理すると、体の酸性化という害からまぬがれる。しかし、はじめから植物性のものにしておけば、これ以上のことはない。豆類、海藻、果物、野菜類は少しぐらい食べすぎても太ることはないから、満腹感を味わいたい人にはよいだろう。夕食は、寝ている間にエネルギーとして発散されることがないので、多くとるのは太るもとである。

（2）体の使い方について。

人間が食物を得るために、野や山を駆けまわっていた時代に肥満で悩む人がはたしていただろうか。

現代は食事についての苦労はなくなり、寝ながら手を伸ばせばすぐに食べ物に触れるといった状態になった。太るのはあたりまえである。苦労がなくなると、太るばかりでなく、体の病気や、さまざまの頭の悩みをもつようにもなる。

十分な運動をして汗をかけば、腹の脂肪は落ちて理想の美しさは、すぐにも実現できるのである。腹に脂肪がつくと横隔膜を上に押して、心臓や肺を圧迫し、また同時に新陳代謝も悪くなり、いろんな病気の原因となる。痩せているということは、美的見地をはなれても大切なことなのだ。しかし、サウナや入浴の発汗法をくり返すことは、有害である。

ヨガでは呼吸法と各種のポーズによって、不自然になった現代人を自然にもどす。

美しく痩せるヨガ式呼吸法はつぎのとおりである。正しい座法を守ってすわり（次ページの図を参照）、目を閉じる。右手のおや指で、右の鼻孔を閉じ、すこしずつ左の鼻孔から息を吸い込む。そして左の鼻孔を右手薬指で閉じ、苦しくない程度に息を止める。つぎに右手おや指を放してごく静かに右の鼻孔から息を出す。これが過程の半分で、こんどは右から吸い込み、左から吐き出す。この交互呼吸を一回に数え、初めは朝晩十回。慣れたら二十回から五十回くり返すこと。

また深く強い呼吸は、横隔膜に上下運動を起こさせ、内臓全体にも適度の刺激となる。そして全身の血行を円滑にし、体内の老廃物を追い出す。

ポーズは、「さかだち」（六六ページ）、「逆《ぎゃく》さかだち」（六八ページ）などがよい。規則正しく毎日

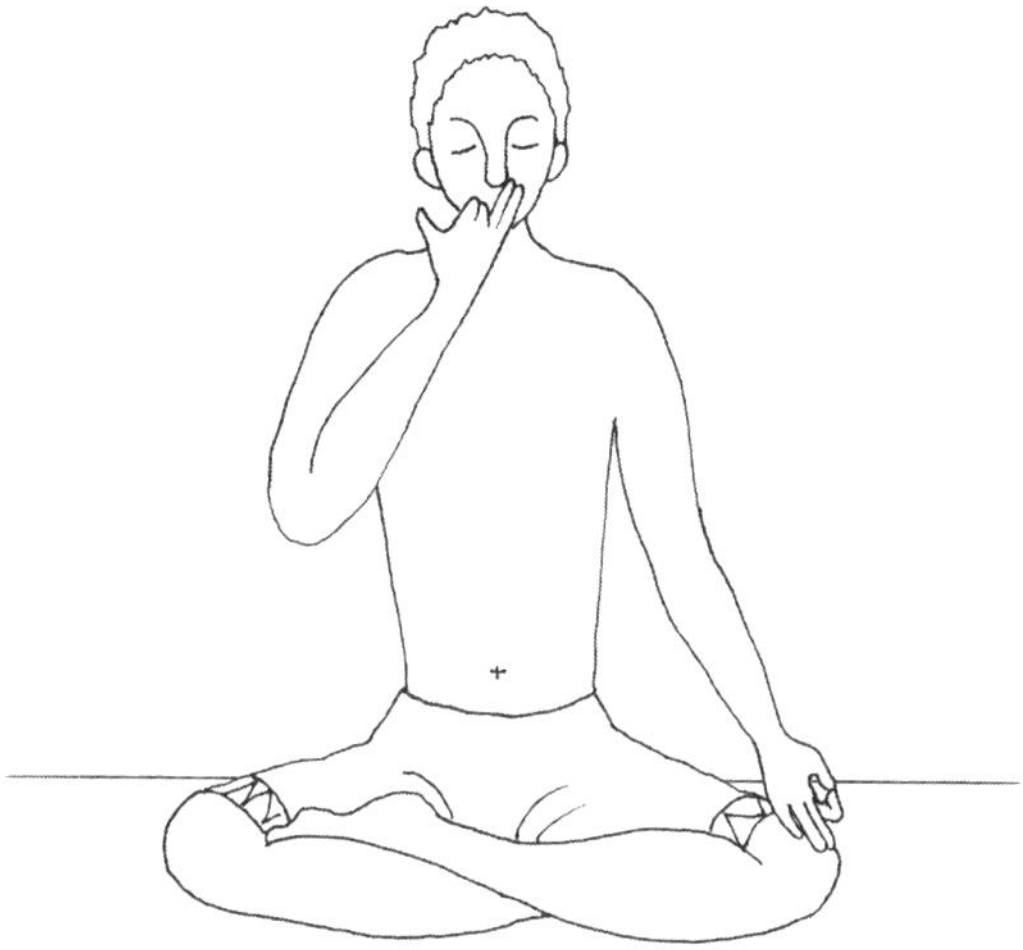

五分ほど行なえば、効果はすぐに現われてくる。
（3）心によるコントロール。瞑想とか、深呼吸を行なって気分を落ちつかせること。太っている人は楽天家と思われがちだが、事実は逆で、神経が過敏で、つまらぬことにくよくよする人が多い。毎日をゆったりした気分で過ごすよう心がけること。

美しい肌になる法

女性は恋を知ると肌が見ちがえるように美しくなるという。これは幸福な心が自律神経の働きを活発にし、ホルモンの分泌腺にほどよい刺激を与えて、さらには皮膚の血行をも旺盛にするからだ。肌を美しくするには、このように、人工の製品である化粧品を顔に塗りたくるより、正しい心、豊かな感情、正しい体の使い方、正しい食物が必要なのである。神経系統を整え、排泄を正常にし、血行をよくして、肝臓、腎臓の機能をも最大限に発揮させることである。

それでは、肌を美しくするにはどうすればよいのか、とくにたいせつな食べ物と、それに関連することを述べておこう。

まずいちばんよいのは、野菜、果物、海藻などのビタミンを含んだアルカリ性の食べ物を多くとることである。酸性食品は美しい肌の大敵である。ビタミンA、Dは皮膚を保護する。Bは血行と神経の働きを高める。Cは皮膚に弾力を増し、色素の沈着を防ぐ。つまり肌を黒い色にするメラニン色素の生成を阻止するのである。またカルシウムは血を清める働きがある。

アルカリ性の汗を出すこともよい。レモン、黒砂糖、果物は、この点ですぐれた食品である。灰汁《あく》の強いもの、成分の強いもの、酸度を高めるもの、腐敗醗酵《はっこう》しやすいものなどは、皮膚を荒す。日常の食物に例をとれば、白米は酸性食品であるから避けるべきで、むしろ、ぬかと胚芽を含む玄米が、ミネラル、ビタミン、そのほかの栄養素を多く含み、完全にバランスのとれた食品である。

肉類は、酸性度のひじょうに高い食物であり、とり過ぎれば害となる。食べる時は、ほかのものとのバランスをよく考え、酸性にかたよらぬようにすること。日本人の肌が欧米人とくらべて美しいとよく言われるのは、肉類をとり過ぎないからである。

砂糖を多く使った食品は、胃腸や細胞組織に悪影響を及ぼし、さらには性格を消極的にし知能の発育をも弱める。香辛料、コーヒー、酒、タバコなどの刺激物は習慣化していろいろの障害を起こすが、とくに胃の粘膜から皮膚の荒れをひき起こしやすいので、なるべくなら避ける。

ビタミンの錠剤、合成されたビタミンC食品は、尿道結石、肝臓への悪影響など、自然のものに遠くおよばない。

食べ物については、だいたい以上のことに注意すればよいだろう。肌が荒れる原因の第一として、女性の場合、便秘があげられる。便秘の直し方はまえにくわしく述べたので、そこを参照してほしい。

肝臓の機能低下も、肌の血色を悪くして、艶《つや》がないしみの多い肌を作りやすい。これは肝臓が、脂肪分解、ホルモン調節、中毒物質の破壊など、重要な作用をしているからである。また、腎臓は、皮膚の老廃物を液体性老廃物とともに排泄するところであり、ここが故障すれば皮膚を青黒くする。

また、水浴を一回五分、一日に三回行なうこともよい。

けっきょく、美しい肌をつくり、それを保つのは、過食、偏食をしない正しい食生活だということができる。またそれにもまして、体の健康、心の健康が必要なのは言うまでもない。

復刊に際して

本書は、昭和四十五年に光文社のカッパ・ブックスより出版された『ヨガ入門——精神が肉体を自由にできる』を改題したものです。挿絵のイラストは、再発行にあたって、新たに描き直してあります。

本書は実質的に、二部構成となっています。第一部は、一章から六章までのインドでのヨガ体験記です。この部分は、『ヨガの楽園——秘境インド探検記』というタイトルで昭和三十七年に出版された版に収録されていたものとほぼ同一です。第二部は、第七章の「ヨガ実践教室」で、こちらは昭和四十五年に書き改められたものです。

読み通して面白いのは、何と言っても第一部でしょう。昭和三十七年に書かれたというと、ずいぶん昔のことになりますが、時間が経った分だけ、あやしげな魅力が増してきた感があります。

本書はそもそも、ヨガについての情報を分かりやすく整理して紹介するような類の入門書ではありません。言ってみれば、私たちが信じ込んでいる固定観念や常識に揺さぶりをかけて、ヨガの世界へと導いていく、そんな入門書です。

若き日の沖正弘氏もまた、インドの地で常識を揺さぶられる体験をいくつも重ねて、ヨガに魅了されたようです。当時はまだ、日本でヨガを知る者がほとんどおらず、謎に包まれていました。そんな時代に「秘境インド」に渡った沖氏が出会ったヨガは、実にあやしげな魅力に満ちています。本書には歴史的な資料としての価値もあるでしょうが、彼の驚くべき体験記は、そこらへんの小説よりも遥かに面白く読めるに違いありません。

第二部では、具体的なヨガの行法が解説されています。これは通読するよりも、折に触れて、自分の興味ある項目だけを拾い上げて読むのに向いています。症状別にどんなヨガの行法が有効であるのか、コンパクトにまとめてあって便利です。

もっとも、これではコンパクト過ぎてよく分からないと感じる読者もいるかもしれません。そうした方々は、沖氏の書いた他の入門書を参考にするのが良いかと思います。ヨガ全般については、光文社から出版されている『ヨガの喜び』があります。弊社からは、美容と健康の分野に関する入門書として書かれた『沖ヨガ美療』を出版しています。

あるいは、沖ヨガを継承している龍村ヨガの入門書も参考になることでしょう。日貿出版から最近出版された『77の基本ポーズで分かる 龍村式ヨガレッスン』は、写真が多数収録されていて分かりやすいです。

本書のヨガのポーズのイラストは、原著のイラストを参考にして、庄司純さんに新たに描き下ろしてもらいました。本文の説明と食い違っている箇所については修正してありますが、基本的には、初期の沖ヨガのスタイルを伝える原著のポーズから逸脱することのないようにしています。

各章のタイトルページに掲載されている地図については、私が作成しました。原著にも、かなり大雑把な地図が掲載されているのですが、別の章の地名が混ざるなど、間違いと思われる箇所がいくつかあったので修正してあります。地図の点線は、原著の地図にも描かれていたもので、移動経路を表すものと思われます。地名の表記については原著に従っていますが、これに関して、いくつか補足的な説明をしておきます。

現在では、ボンベイがムンバイになり、マドラスがチェンナイ、カルカッタがコルカタ、ベナレスがヴァーラーナシーになるなど、インドの都市の名称が変わっています。さらに、ヴァーラーナシーがバラナシとも表記されるといったように、インドの地名の日本語表記には人それぞれの癖があります。沖氏も、かなり癖のある表記をしている場合があるようです。

沖氏が学んだヨガ研究所の所在地の「ノナワラ」は、一般的な表記では「ロナワラ（Lonavla）」のようです。また、所長の「クワリヤナンダ」は、「クヴァァラヤーナンダ（Kuvalayananda）」と表記されることが多いようです。研究所の名前は、カイヴァルヤダーマ・ヨーガ研究所（Kaivalyadhama Yoga Institute）といって、これはいまでも存続しています。

ゴンド族（Gond）の集落を訪れるために沖氏が下車したビリー駅ですが、現在の地図の上では、それらしい駅を見つけることができませんでした。とはいえ、ホシャンガバード（Hoshangabad）とボパール（Bhopal）の間にあったということで、その位置はかなり特定できます。

原著の第六章の地図では「パタルナラヤン村」というのが、デリーの北東の位置に示されています。しかし、この村については、本文に記載がありません。おそらく「ニュー・デリーの北にあるシバナンダ道場から、さらに四十マイル山奥の岩窟で暮らしている、プルショタマナンダジー」（一六五ページ）と関係があるのでしょうが、詳細が分からなかったので、代わりにシバナンダ道場のあるリシケシュ（Rishikesh）を地図に示しておきました。

本書において、気取りのない普通の青年として登場する著者の沖正弘氏ですが、彼は後年、世界的な影響力を持つヨガの指導者となりました。彼が創始した沖ヨガは、禅や漢方医学なども取り入れた総合的で独特なヨガです。しかし、その根幹となる部分が、インドでのヨガ修行で築かれたことは間違いありません。本書は、沖氏がヨガに入門した体験記であると同時に、沖ヨガへの入門書でもあるわけです。

沖氏がヨガ研究所に入門したときに言われたことは「ヨガというものは、理論的というより、長時間の体験で作られた結果論的なものだ。指示どおりに無条件に実行し、体験をとおして考える決心があるのなら、はいれ。」（五〇ページ）というものでした。本書の第七章などでは、ずいぶんと理論的なことが述べられているようですが、それでもなお「ヨガのすべての行法は、理屈よりも、体験的な真理といった方がふさわしい。どういうことが自己の心身のためによいかは、私たち自身が知っている」（一七七ページ）と沖氏は述べています。私が思うに、この言葉は極めて重要です。体験を通して考えるのでなければ、ヨガの真理は、ただの固定観念や俗説になってしまうことでしょう。しかし、ヨガが目指しているのは逆に、固定観念や俗説から解放されることなのです。

沖氏は、まえがきで「私は、ヨガは人類の産んだ最高の英知であると思う。そして、この宝を、一人でも多くの日本人のものにしてほしい――そう思って筆をとった」と書いています。時代の流れの中でいつしか本書も絶版となっていましたが、まえがきを書いた昭和三十七年の沖氏と同じ想いで、本書を再発行させていただきます。

令和元年九月

発行者しるす

- 著者紹介 -

沖 正弘（おき まさひろ）
1919 - 1985 年。
沖ヨガの創始者。「生命即神（生命がすなわち神である）」と説く求道的で総合的な沖ヨガは、日本のみならず世界に影響を与えた。
著書に『ヨガの喜び』（光文社）、『沖ヨガ美療』（季節社）など。

沖ヨガ入門

精神が肉体を自由にできる

2019 年 11 月 22 日　第 1 刷発行
2023 年 5 月 22 日　第 2 刷発行

著　者 —— 沖正弘
挿　絵 —— 庄司純
装　画 —— 熊坂デザイン／クマサカユウタ
発行者 —— 中原邦彦
発行所 —— 季節社
〒 603-8215 京都府京都市北区紫野下門前町52-2 大宮通裏
電話 : 050-5539-9879　FAX : 050-3488-5065
https://www.kisetsu-sha.com
印刷製本 —— 株式会社シナノパブリッシングプレス

ISBN 978-4-87369-101-5　Printed in Japan